走近中医药文化

主编 裴林 陈虎 王绛辉

U0305399

世界图书出版公司

图书在版编目（CIP）数据

走近中医药文化/裴林，陈虎，王绛辉主编．--北
京：世界图书出版公司，2021.12
　ISBN 978-7-5192-9059-7

　Ⅰ.①走… Ⅱ.①裴… ②陈… ③王… Ⅲ.①中国医
药学—文化 Ⅳ.①R2-05

中国版本图书馆 CIP 数据核字（2021）第 222844 号

书　　　名	走近中医药文化
（汉语拼音）	ZOUJIN ZHONGYIYAO WENHUA
主　　　编	裴 林 陈 虎 王绛辉
总 策 划	吴 迪
责 任 编 辑	马 智
装 帧 设 计	霍 杰
出 版 发 行	世界图书出版公司长春有限公司
地　　　址	吉林省长春市春城大街 789 号
邮　　　编	130062
电　　　话	0431-86805559（发行）　　0431-86805562（编辑）
网　　　址	http://www.wpcdb.com.cn
邮　　　箱	DBSJ@163.com
经　　　销	各地新华书店
印　　　刷	三河市嵩川印刷有限公司
开　　　本	787mm×1092mm　1/16
印　　　张	10.25
字　　　数	128 千字
印　　　数	1—2 000
版　　　次	2022 年 1 月第 1 版　2022 年 1 月第 1 次印刷
国 际 书 号	ISBN 978-7-5192-9059-7
定　　　价	78.00 元

编委会

主　编

裴　林　陈　虎　王绛辉

副主编

石艺杰　常　红　王红霞
何　培　张玉卓　秦　梦
徐　磊　牛银岭　戎振杰

编　委

（按姓氏笔画排序）

王　倩　王天琪　王文鑫
王红霞　王绛辉　牛艳颖
牛银岭　方继平　石艺杰
刘晓冉　孙国强　杜亚涛
何　培　张　哲　张玉卓
张建涛　陈　虎　邵　奇
周立敬　郑　凯　赵玉坤
秦　梦　徐　磊　常　红
崔志军　董卫利　谢卜超
谢宛陶　谢博欢　裴　林

序

　　中医药是包括汉族和少数民族医药在内的我国各民族医药的统称，在中国古籍中通称"本草"。中医药涵盖了阴阳、五行、运气、脏象、经络等学说，为中华民族繁衍生息做出了巨大贡献。中国的医药文化有着数千年的悠久历史，底蕴丰富，是我国传统文化的精髓，反映了中华民族对生命、健康和疾病的认识，具有悠久历史传统和独特理论及技术方法的医药学体系。

　　我国对中医药的传播与发展也高度重视，国家中医药管理局印发的《全国中医药文化宣传教育基地管理暂行办法》及《全国中医药文化宣传教育基地基本标准（2019 版）》，通过中医药文化进校园等多种形式，旨在加强正面引导，突出中医药特色，宣传推广中医"治未病"理念，为群众提供正确、科学、权威的中医药科普知识。国家主席习近平提出了"一带一路"，对加快中医药融入国际医学体系步伐、促进中医药传承创新具有重要意义。

　　由裴林教授组织编写的《走近中医药文化》图书，对中医药文化宣传与普及十分重要。在本书出版之际，我愿作序推荐，希望本书能进一步促进我国中医药文化的建设，助力健康中国建设，推动人类命运共同体建设。

李佃贵

2021 年 11 月

目　录

第一章　中医已经走过了漫长之路

第一节　中医药学是我国的独特医学

中医药学是我国各族人民在几千年的生产、生活与疾病做斗争中逐步形成的医学科学，系统阐述了人体生理、病理及疾病的诊断、治疗和养生保健，形成了中医学的理论框架，并在几千年的发展过程中形成"阴阳五行、天人合一"的整体观念和辨证论治体系，突出了"治未病"思想，形成了独特的生命观、健康观、疾病观和防治观。

中医药学通过望、闻、问、切进行系统诊断，无须使用昂贵的检查设备，不仅操作方便、诊断快捷，且费用低廉，具有明显的简便验廉优势。中医还因容易交流、诊疗过程放松，因此深为广大群众所接受。

中药是中医治病的主要手段，有四气五味、升降浮沉、归经、复方配伍、加工炮制等独特理论和特点。目前全国有中草药 12 807 种、动物药 1 581 种、中成药 10 000 多种。除了中药外，还有针灸、按摩、刮痧、拔火罐及气功导引等非药物疗法，同时注重情志对身体的影响，在防治疑难症、急慢性疾病及治未病方面具有独特优势。

【朗朗上口学中医】十八反口诀

本草明言十八反，

半蒌贝蔹芨攻乌。

藻戟遂芫俱战草，

诸参辛芍叛藜芦。

【一日一味巧识中药】紫苏

紫，以其叶背色紫而名；"苏性舒畅，行气和血，故谓之苏"(《本草纲目》)。主要根据颜色和功用而得名。根据其药用部位不同，又有"紫苏叶""紫苏梗"和"紫苏子"之名。

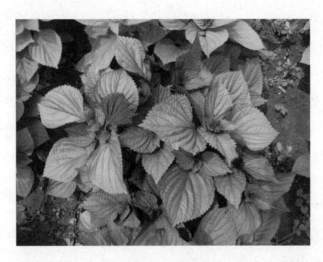

紫苏原植物

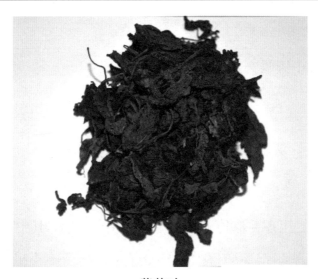

紫苏叶

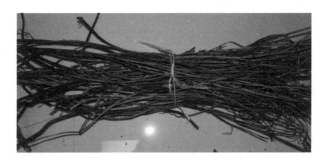

紫苏梗

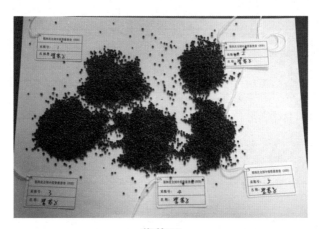

紫苏子

【问题】

你听说过中医吗？知道多少？

第二节　历史上的中医经典

几千年来，出现并流传下来数不清的中药专著，其中最有名的就是中医四大经典，即《黄帝内经》《伤寒杂病论》《神农本草经》《难经》四部古代医药学专著。

一、《黄帝内经》

《黄帝内经》大约成书于 2500 年前的春秋战国时期，是我国现存最早的一部医学典籍，书中记录黄帝与岐伯、伯高、雷公等大臣有关医学问题的对话，但以黄帝与岐伯的对话为主。人们后来就用岐伯和黄帝这两个名字的开头——"岐黄"表示，所以《黄帝内经》又叫"岐黄之书"，而中医也被称为"岐黄之术"。《黄帝内经》以生命为中心，涉及医学、天文学、地理学、心理学、社会学、哲学、历史等多个学科的内容，是一部围绕生命问题而展开的百科全书。该书总结了春秋战国以前的临床经验与医疗成就，有些具体内容如血液循环的认识、医疗气象学、人体解剖学等，可以说是大大超过了当时的世界水平，其提出的整体观、藏象学说、经络学说、病因学说等一直沿用至今。《黄帝内经》确立了中医学理论体系，奠定了中医学理论基础。

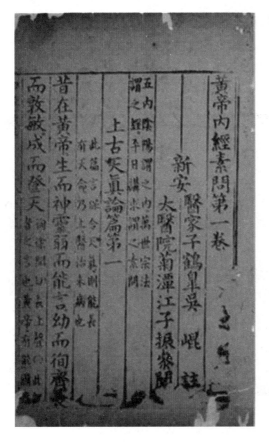

《黄帝内经》

二、《伤寒论》

《伤寒杂病论》是我国最早的一部理论联系实际的临床诊疗专书，是东汉年间"医圣"张仲景所写。《伤寒杂病论》在流传的过程中，经后人整理编纂分为两部分，其中外感热病内容被整理为《伤寒论》，内科杂病内容被整理为《金匮要略》。《伤寒论》中提出了治疗外感病的一种重要的分类方法，就是将病邪由浅入深地分为六个阶段，每个阶段都有一些典型的症状特点并衍生出很多变化，根据不同的变化选方用药。这种方法后人称为"六经辨证"，奠定了理、法、方、药的理论基础。《伤寒论》运用汗、吐、下、和、清、温、消、补等八种治疗大法，并创设了诸多沿用至今颇有奇效的方药，包括方药运用的经验，被称为"经方"。

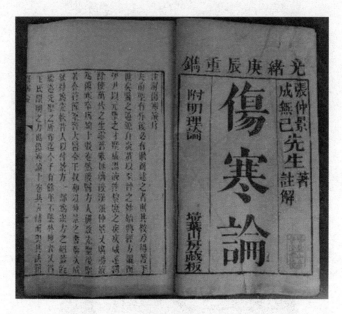

《伤寒论》

三、《金匮要略》

《金匮要略》是我国现存最早的一部论述杂病诊治的专书。"金匮"是黄金做的匣子，也是重要和珍贵之意。"要略"，是简明扼要之意，表明本书内容精要，价值珍贵。全书分上、中、下三卷，共25篇，载疾病60余种，收方剂262首。在治疗方法上，介绍有汤剂、散剂、洗剂、丸剂、酒剂、坐药、吹药、外敷药等多种剂型。所述病证以内科杂病为主，兼及外科、妇科疾病及急救猝死、饮食禁忌等内容。被古今医家赞誉为方书之祖、医方之经、治疗杂病的典范。

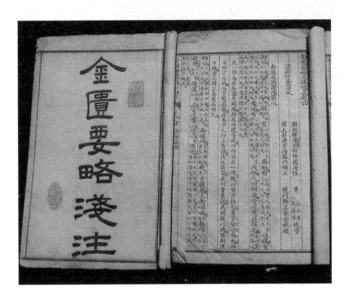

《金匮要略》

四、《神农本草经》

《神农本草经》实成书于汉代，托名"神农"所作，又称《本草经》或《本经》，是中医四大经典著作之一，是现存最早的中药学著作，形成了中药学理论体系，奠定了我国药学基础，后世大量本草著作皆是在此基础上产生发展起来的。《神农本草经》绪论中还简要赅备地论述了中药的基本理论，如四气五味、有毒无毒、配伍法度、辨证用药原则、服药方法及丸、散、膏、酒等多种剂型，并简要介绍了中药的产地、采集、加工、贮存、真伪鉴别等，为中药学的全面发展奠定了理论基石，对中药学的发展产生了极为深远的影响。

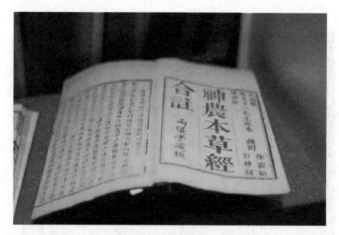

《神农本草经》

五、《难经》

《难经》为《黄帝八十一难经》的简称，或称《八十一难》。旧题秦越人撰。大约成书于西汉末期至东汉之间。该书针对《内经》中深奥的中医学理论归纳为 81 个问题，进行释疑解难。内容包括脉诊、脏腑、阴阳、五行、病能、营卫、腧穴、针灸，以及三焦、命门、奇经八脉等理论疑难问题。涉及人体正常生理、解剖、疾病、证候、诊断、针灸与治疗，以及阴阳五行学说等种种疑难问题的论述。内容十分丰富，在阐发中医学基本理论方面占有重要的地位。

关于四部经典，有的认为是《黄帝内经》《神农本草经》《伤寒论》和《金匮要略》或者《黄帝内经》《伤寒论》《金匮要略》和《温病条辨》，无论哪种说法都在强调其重要性。

【朗朗上口学中医】妊娠禁忌歌

雄黄青草莪八川，
草子悬命急忙盯。
土鳖上路扮男性，

天仙随父至公社。

雪莲造霜喂千牛，

三员千金马前闹。

【一日一味巧识中药】细辛

"细辛其根极细，其味极辛，故名"(《本草便读》)，因其形、味而得名。

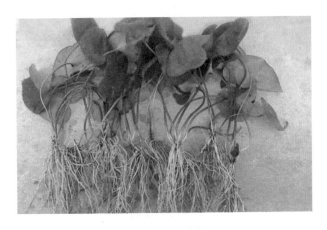

细辛原植物

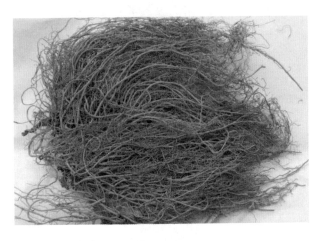

细辛（药材）

第三节　中医发展史上的重要人物

一、扁鹊

扁鹊是战国时期医学家，其真实姓名是秦越人，又号卢医。因其医术高超，被称为"神医扁鹊"。善于运用望、闻、问、切四诊，尤其擅长脉诊和望诊诊断疾病，精于内、外、妇、儿、五官等科，应用砭刺、针灸、按摩、汤液、热熨等法治病，是中医学的开山鼻祖，所著《扁鹊内经》《扁鹊外经》已经失传。《史记·扁鹊仓公列传》中记述了他用望诊的方法诊断齐桓侯的病。

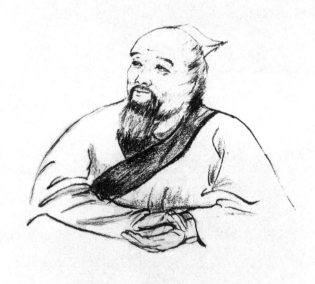

扁鹊

二、华佗

华佗，字元化，沛国谯（今安徽亳县）人。东汉末年医学家，他医术全面，尤其擅长外科，精于手术，并精通内、妇、儿、针灸各科。临证施治，诊断精确，方法简捷，疗效神速，被誉为"神医"。他所使用的"麻沸散"是世界史上最早的麻醉剂。采用酒服"麻沸散"施行腹部手术，开创了全身麻醉手术的先例。首创用全身麻醉法施行外科手术，被后世尊之为"外科鼻祖"。

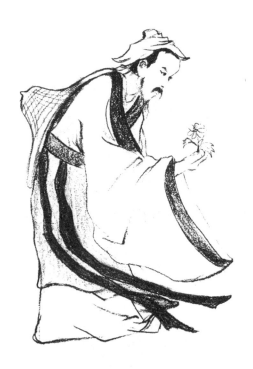

华佗

　　华佗在养生保健方面也有着重要贡献。他不仅善于治病，还特别提倡养生之道，继承和发展了前人"圣人不治已病治未病"的预防理论，模仿虎、鹿、熊、猿、鸟五种动物的动作和神态编创的"五禽戏"是我国传统导引养生的一种重要功法。2011 年 5 月 23 日，华佗五禽戏经国务院批准列入第三批国家级非物质文化遗产名录。

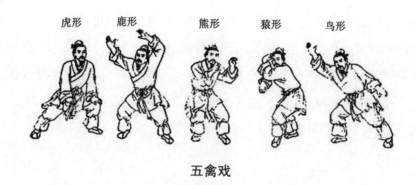

虎形　　鹿形　　熊形　　猿形　　鸟形

五禽戏

三、张仲景

张仲景,名机,东汉南阳郡涅阳(今河南南阳)人,东汉医学家,著《伤寒杂病论》。《伤寒杂病论》确立了中医学"辨证论治"的规律,奠定了中医治疗学的基础,是我国最早的一部理法方药俱备的经典著作,开创了辨证论治,在制剂学方面也有独到之处,至今仍指导着临床实践,也是医家必读。因此,历代医家无不尊张仲景为"医圣"。

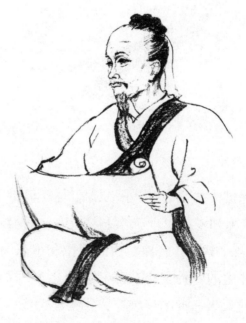

张仲景

四、皇甫谧

皇甫谧,字士安,幼年名静,晚年自称玄晏先生。魏晋医学家,在总结前人针灸学成就的基础上,著成我国第一部针灸学专著《针灸甲乙经》,在针灸学史上占有很高的学术地位。

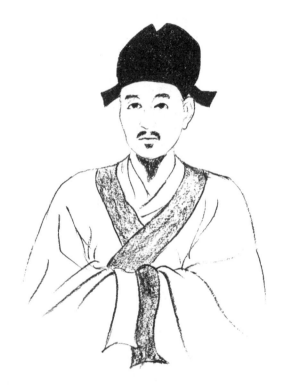

皇甫谧

五、葛洪

葛洪,字稚川,号抱朴子,人称"葛仙翁",西晋思想家、医药学家,亦是古代一位鼎鼎有名的科学家,在医学和制药化学上有许多重要的发现和创造。他的著作大多已经散佚,流传至今的,主要有《抱朴子》和《肘后救卒方》(现称《肘后备急方》,简称《肘后方》)。

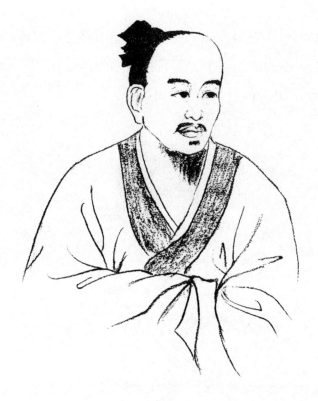

葛洪

六、雷敩(xiào)

雷敩是南北朝刘宋时期药学家，所著《雷公炮炙论》是我国第一部炮制专著，该书系统地介绍了 300 种中药的炮制方法，提出药物经过炮制可以提高药效，降低毒性，便于贮存、调剂、制剂等。此书对后世中药炮制的发展产生了极大的影响，至今仍有很大的参考价值。

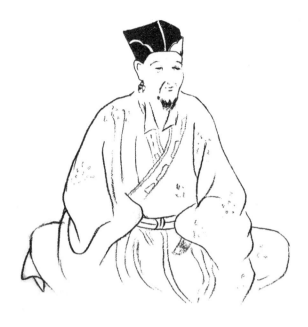

雷敩

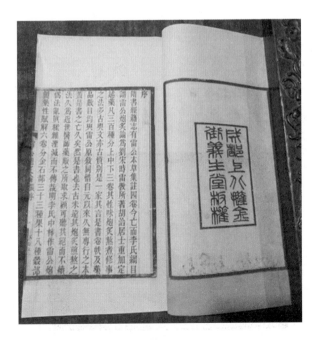

《雷公炮炙论》

七、孙思邈

孙思邈是京兆东原(今陕西铜川市耀州区)人,出生于隋开皇元年,卒于唐永淳元年。用毕生精力撰成了医学著作《备急千金要方》和《千金翼方》,是我国乃至世界历史上著名的医学家和药物学家。历史上,被人们尊为"药王"。

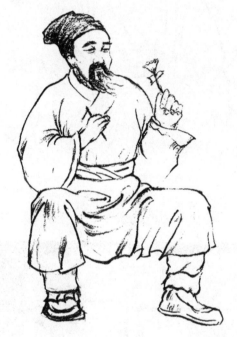

孙思邈

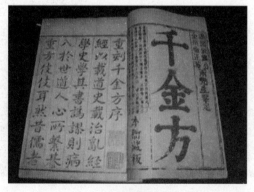

《千金方》

八、钱乙

钱乙，字仲阳，北宋医学家，始以儿科著名，被后人称为"儿科之圣""幼科之鼻祖"。其所著《小儿药证直诀》，是我国现存的第一部儿科专著，使儿科自此发展成为独立的一门学科。

九、李时珍

李时珍，字东璧，号濒湖，明朝医学家，湖北蕲州（今湖北蕲春）人。李时珍曾参考历代有关医药及其学术书籍 800 余种，结合自身经验和调查研究，穷搜博采，历时 30 年，3 次易稿而成《本草纲目》，为我国医学史上一大巨著。该书是我国明以前药物学的总结性巨著。在国内外均有很高的评价，已有几种文字的译本或节译本。另著有《濒湖脉学》《奇经八脉考》等书。

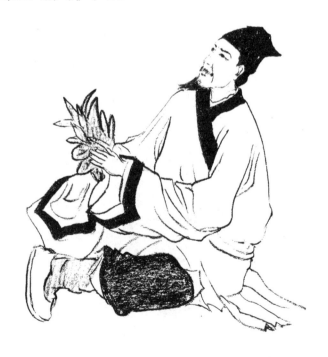

李时珍

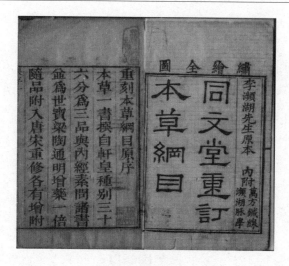

《本草纲目》

十、叶天士

叶桂，字天士，号秀岩，是清代著名医学家，四大温病学家之一。他勤奋好学，聪颖过人，是中医学史上温病学派的创始人，其著作《温热论》至今仍被临床医家推崇备至，为我国温病学说的发展提供了理论和辨证基础。

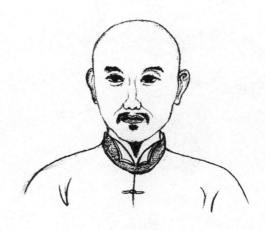

叶天士

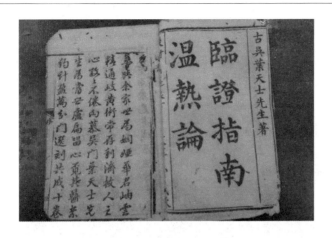

《温热论》

【朗朗上口学中医】十九畏口诀

硫黄原是火中精，

朴硝一见便相争。

水银莫与砒霜见，

狼毒最怕密陀僧。

巴豆性烈最为上，

偏与牵牛不顺情。

丁香莫与郁金见，

牙硝难合京三棱。

川乌草乌不顺犀，

人参最怕五灵脂。

官桂善能调冷气，

若逢石脂便相欺。

大凡修合看顺逆，

炮爁炙煿莫相依。

【一日一味巧识中药】葱白

"葱白,即葱之近根处白茎也"(《本草便读》),因颜色而得名。

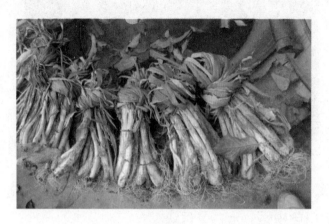

葱白

第四节　中医药为中华民族繁衍昌盛做出的贡献

几千年来,中医药不仅在各种常见病、多发病防治方面发挥了重大作用,且在中国历史上多次发生的天花、鼠疫、霍乱等重大传染病的防治方面,也做出了巨大贡献。早在《黄帝内经》中就有预防传染病的记载。在后来有记载的发生的700多次大规模的瘟疫防治中,我们祖先通过使用中药,将中华民族一次次从灾难中拯救出来,保障了中华民族的繁衍生息。在2003年的抗击非典和2020年抗击新冠肺炎过程中,中医药都发挥了不可替代的作用。在维护健康方面,几千年来中医积累了很多不用吃药的治疗方法,如针灸、按摩、拔罐、刮痧、气功等。这些方法可调整人体平衡,强身健体,对多种慢性病的治疗具有很好的效果。

几千年来中华民族生生不息、繁衍昌盛，中医药发挥了巨大作用。

【朗朗上口学中医】药性赋

犀角解乎心热；羚羊清乎肺肝。泽泻利水通淋而补阴不足；海藻散瘿破气而治疝何难。

【一日一味巧识中药】羌活

"羌，古地名，主要分布在甘、青、川一带"（《辞海》）。本品"以羌中来者为良，故有羌活……诸名"（《本草纲目》），因产地而得名。

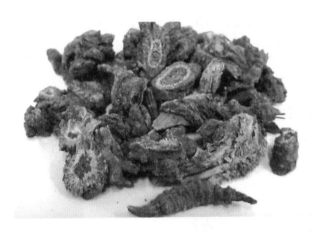

羌活

第五节　中医药为世界做出越来越大的贡献

中医药作为中国的传统医学，距今有 3 500 年以上的发展史，是迄今为止世界传统医学理论最完整、最系统、应用最广的杰出代表。很多领域远远领先世界，例如最早的麻醉药"麻沸散"用于外科手术而开创全身麻醉手术之先河，比西方早 1 600 多年。在历史上的各个朝代，随着国家间的交流越来越多，中医药也逐渐传到了世界各国，成为当地人民防病治病的重要手段。近代以来，中医药传播更加广泛，成为当地国家医疗保健服务的重要力量。

世界中医药学会联合会是经中华人民共和国国务院批准、民政部登记注册、总部设在北京的国际性学术组织。推动中医药学的国际交流、传播与发展，增进世界各国（地区）中医药团体之间的了解与合作，加强世界各国（地区）的学术交流，提高中医药业务水平，保护和发展中医药，促进中医药进入各国的主流医学体系，推动中医药学与世界各种医药学的交流与合作，为人类的健康做出更大贡献。

【朗朗上口学中医】药性赋

闻之菊花能明目而清头风；射干疗咽闭而消痈毒；薏苡理脚气而除风湿；藕节消瘀血而止吐衄。

【一日一味辨中药】蝉蜕

本品为"蝉所蜕壳也"（《图经本草》），故又名"蝉壳""蝉衣""蝉退""虫退"等。

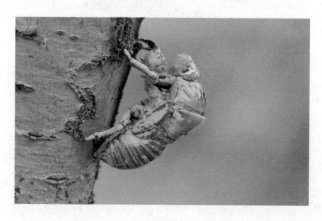

蝉蜕

第六节　河北中医药文化

河北是中医药的发祥地，自古流派纷呈，名医辈出，是中医药大省。神农、黄帝开创中医历史，有医祖扁鹊开创四诊合参，有寒凉派、补土派，出现了中医历史上具有重要影响的中医大家，如张元素、刘完素、李东垣、王好古、罗天益、王清任、张锡纯等。河北省中药材资源丰富，道地药材有黄芩、菟丝子、黄芪、柴胡、知母、金银花、紫菀等多种。古代祁州，也就是现在的安国市，早在北宋时期就是著名的中药材集散地，更是在道光时期成为"药都"和"天下第一药市"。

【朗朗上口学中医】药性赋

岂不以南星醒脾，去惊风痰吐之忧；三棱破积，除血块气滞之症。

【一日一味巧识中药】浮海石

本品为动物的骨骼，因生于海中，体轻，入水浮而不沉，故名。

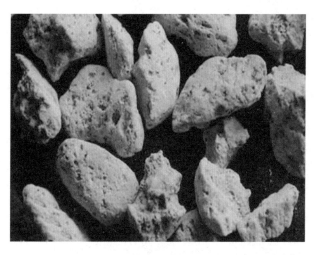

浮海石

【延伸阅读】"金元四大家"——刘完素

刘完素，字守真，自号通元处士。刘完素是金时的河间人，因此后人又称他为"刘河间"，是当时名声显赫的医家。他幼年丧父，家境贫寒，自幼聪慧，耽嗜医书，因母病，三次延医不至，不幸病逝，遂使之立志学医，是中医历史上著名的"金元四大家"之一的"寒凉派"的创始人。在理法上，他十分强调"火热"之邪致病的重大危害，因此，后世称其学说为"火热论"。治疗上，他主张用清凉解毒的方剂，故后世也称他作"寒凉派"。

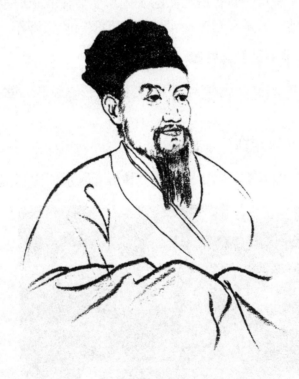

刘完素

刘完素生活在宋末金初，当时，中国的医学发展经过了盛唐时期的辉煌成就和宋代的普及之后，形成了很多的学术流派。各派学术思想百花齐放，是医学史上的诸"医"百家的时期。所谓"金元四大家"，就是当时最为成熟，也最具代表性的四大医学学派之一。

刘完素初曾拜陈先生（陈师夷）为师，学成后独立行医，声誉渐隆。其为医，独好《素问》，朝夕研读，手不释卷，终得要旨，并根据其原理，结合北方环境气候特点、民众饮食醇厚及体质强悍的特性，围绕《内经》病机十九条，倡伤寒火热病机理论，主寒凉攻邪，善用防风通圣散、双解散等方治疗，名盛于大定、明昌年间（1161—1195）。随着他的创新理论广泛流传，师从者甚多，先后有荆山浮屠、葛雍、穆子昭、马宗素、镏洪、常德、董系、刘荣甫等从之，私淑者也不少，如张从正、程辉、刘吉甫、潘田坡等，最终形成明显的寒凉攻邪医风。开创了金元医学发展的新局面，形成金元时期一个重要学术流派"河间学派"。

刘氏一生著述较多，主要有《黄帝素问宣明论方》（1172 年）15 卷，《素问玄机原病式》（1186 年），《内经运气要旨论》（即《素问要旨论》），《伤寒直格》（1186 年）3 卷，《伤寒标本心法类萃》（二卷），《三消论》（附《儒门事亲》），《素问药注》（已佚），《医方精要》（已佚），其他托名刘完素的著作还有《习医要用直格并药方》《河间刘先生十八剂》《保童秘要》《治病心印》《刘河间医案》等。后人多把完素的主要著作系统编成"河间六书""河间十书"等，其中或加入金元其他医家的著作。

他认为处方用药，要因人而异，应考虑患者的身体状况、所处的环境和疾病的具体情况，不可一成不变。他也极不满意于当时朝廷要求使用《太平惠民和剂局方》，又不可随意加减的规定，坚持辨证施治，酌情发挥。他家门前车水马龙，挤满了远道而来的发热患者，甚至一些抬来的昏迷不醒的患者，让他扎上几针，服了几剂他开的药以后，竟然奇迹般地恢复了健康。对于贫困的患者，他还送医送药，体现了医者的大德。一次,他在路上见到一家人正在发丧,得知是产妇难产致死,可他见到棺中有鲜血淌出,便令人放下棺材,马上开棺诊治。他在难产妇的涌泉穴等穴位扎了几针,妇人竟然苏醒了,再针刺她合谷、至阴等穴,胎儿竟然顺利地产下。家属忙跪地叩首,视之若神仙下凡。刘完素名声很大,传到了金朝廷中,金章宗为了笼络人心,请他到朝中为官,几次都被婉言拒绝了。朝廷无奈,便赐给了他一个"高尚先生"的名号。

刘完素主要以《黄帝内经》为学术基础,他精研医理,把《内经》中的关于火热病致病原因的内容选摘出来,加以阐释,这就是著名的《病机十九条》。他还提出了"六气皆从火化"的观点,认为"风、寒、暑、湿、燥、火"六气都可以化生火热病邪致病,尤其是治疗热性病的时候必须先明此理,才能处方用药。他所创方剂凉膈散、防风通圣散、天水散、双解散等,都是效验颇佳的著名方剂,至今仍被广泛应用不衰。对于《内经》中的"五运六气",他也有着精辟的研究和独到的见解,并十分善于运用五运六气的方法来看病。他认为没有一成不变的气运,也就没有一成不变的疾病。因此,医生在处方用药的时候必须灵活机变,具体分析。刘完素在治疗热性病方面的完整理论和对"五运六气"的独到见解,对后世中医学的发展有着深刻影响,甚至对于温病学派的形成也有着至关重要的铺垫作用。

后人为了纪念刘完素对世人做出的突出贡献,在他死后的几百年中,不断地为他修建庙宇,镌刻石碑,歌功颂德。直到今天,河间市刘家村中还有他的墓,名叫"刘爷庙"。每年的正月十五都举行隆重的庙会来纪念他,足见他的影响是十分深远的。

【中医故事会】扁鹊见蔡桓公

扁鹊见蔡桓公,在蔡桓公面前站了一会儿,扁鹊说:"您的皮表有点小病,不医治恐怕会加重。"蔡桓公说:"我没有病。"扁鹊离开后，蔡桓公说："医生喜欢给没病的人治病，以此当作自己的功名。"过了10天，扁鹊再次进见蔡桓公，说："您的病在肌肉里，不及时医治恐将会更加严重。"蔡桓公不理睬他。扁鹊离开后，蔡桓公又不高兴了。

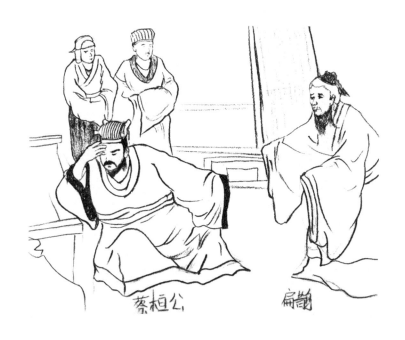

扁鹊见蔡桓公

又过了10天，扁鹊再一次进见蔡桓公，说："您的病在肠胃里了，不及时治疗将要更加严重。"蔡桓公又没有理睬。扁鹊离开后，蔡桓公又不高兴。

又过了10天，扁鹊远远地看见桓侯，掉头就跑。蔡桓公特意派人问他。扁鹊说："小病在皮肤之间，汤熨所能达到的；病在肌肉，用针灸可以治好；病在肠胃里，用火剂汤可以治好；病到骨髓，那是司命神管辖的事情了，大夫是没有办法医治的。现在病在骨髓里面，因此我不再说话了。"

　　过了5天，蔡桓公身体疼痛，派人寻找扁鹊，这时扁鹊已经逃到秦国了，于是蔡桓公就病死了。

第二章　中医的药物治疗

第一节　中草药的产生

原始时代，我们的祖先在寻找食物的过程中，由于偶尔误食一些有毒甚至剧毒的植物或动物，会发生呕吐、腹泻、昏迷甚至死亡等中毒现象；同时也可因偶然吃了某些植物或动物，使原有的呕吐、昏迷、腹泻等症状得以缓解甚至消除。时间长了，就积累了辨别食物和药物的经验。也就再认定食物的同时，也发现了药物。后来随着时间的推移，发现了更多的药物，包括了全草、茎枝及叶类、根和根茎类、花类、果实、种子、树皮和根皮等多种形式。根据最近的一次普查统计，共有 12 772 种，其中植物来源 11 118 种，动物来源的 1 574 种，矿物来源 80 种，其中常用的 500 多种。因为需求量大，一方面因为野生资源数量有限，另一方面处于保护野生动植物，很多品种已经开始了人工种植和养殖。

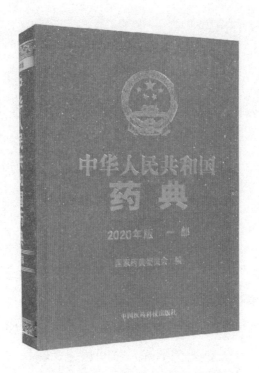

2020 年版《中华人民共和国药典》

【朗朗上口学中医】药性赋

瓜蒌子下气润肺喘兮，又且宽中，车前子止泻利小便兮，尤能明目。是以黄柏疮用，兜铃嗽医。地骨皮有退热除蒸之效，薄荷叶宜消风清肿之施。

【一日一味巧识中药】升麻

本品"其叶似麻，其性主升，故名"(《本草纲目》)。根据形状及升浮之性而得名。

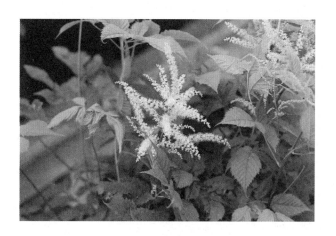

升麻原植物

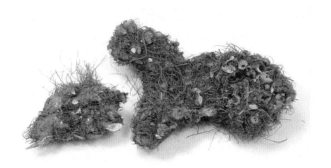

升麻（药材）

【延伸阅读】神农尝百草

上古时候，各种植物长在一起，哪些可以作为粮食吃，哪些可以作为草药治病，没人能分清。人们靠打猎过日子，动物越来越少，人们经常饿肚子，生了病也没有药，神农氏瞧在眼里，疼在心头。

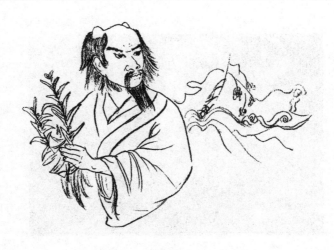

神农

神农苦思冥想了三天三夜，终于想出了一个办法。他走遍山山水水，发现了稻、黍、稷、麦、豆等"五谷"，还制作了农具，教人们耕种和收割，通过品尝各种植物的根、茎、叶、花、果，看它们是苦是甜，是寒是热，他曾经一天里中毒70次，幸亏他及时吃下解毒药，才没有被毒死。神农摸清了百草的药性，配成药方，传给后人。于是，人类有了医治病痛的办法，能更健康地生活和劳动。

一次，神农尝了"断肠草"。这种草有剧毒，他来不及吃解毒药，就中毒死了！神农是为人类的健康而死的，人们永远纪念他。

第二节　中草药的采集与贮藏

植物的根、茎、叶、花、果实、种子或全草都有一定的生长成熟时期，动物亦有一定的捕捉与加工时期，所以中草药的质量好坏除了受到炮制的影响以外，与中药的采收季节、时间、方法和贮藏等也有着密切的关系。所以较高的产量和品质较好的药物，都是根据不同的药用部分，有计划地来进行采集的。

另外贮藏对药物也很关键，一般说来需要放在干燥、阴凉的地方，现在随着科技的发达，一些大型仓库根据不同的要求保持一定的温度和湿度，有的药材还用塑料帐篷罩起来，充进惰性气体，以保持药材的品质。

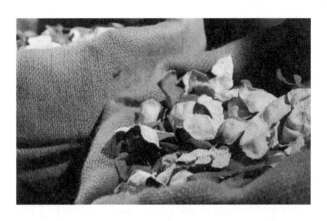

中草药贮藏

【朗朗上口学中医】药性赋

宽中下气，枳壳缓而枳实速也；疗肌解表，干葛先而柴胡次之。百部治肺热，咳嗽可止；栀子凉心肾，鼻衄最宜。

【一日一味巧识中药】芦根

本品因药用芦苇的根茎而得名。

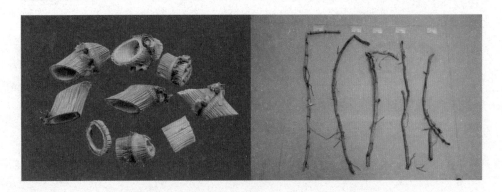

芦根

第三节　中草药的炮制

我们知道，雷敩的《雷公炮炙论》是我国第一部炮制专著，该书系统地介绍了 300 种中药的炮制方法，提出药物经过炮制可以提高药效，降低毒性，便于贮存、调剂、制剂等。下面我们具体了解一下药材的炮制。

炮制，又称炮炙，是药物在制成各种剂型之前对药材的整理加工及根据医疗需要而进行加热处理的一些方法。

炮制的目的大致可归纳为以下四点：一是消除或减少药物的毒性、烈性和不良反应：如生半夏，用生姜、明矾脆制，可解除毒性；二是改变药物的性能：如地黄生用性寒凉血，蒸制成熟地则性微温而补血；三是便于制剂和贮藏：如有些植物类药水分大，使药物充分干燥，以便贮藏；四是清除泥沙杂质和非药用的部分，使药物干净卫生，便于服用。

炮制的方法常见的有十多种，其中洗、漂、泡、渍、水飞、煅、炒、炮、煨、炙、烘与焙、蒸、煮、淬等方法。

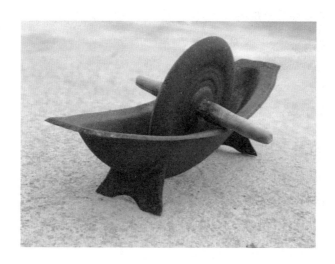

中药炮制器具

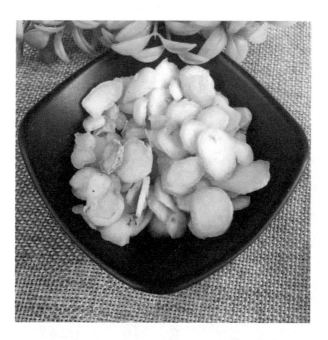

生半夏

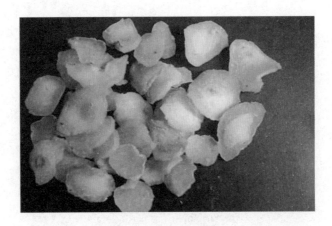

制半夏（炮制后）

【朗朗上口学中医】药性赋

玄参治结热毒痈，清利咽膈；升麻清风热肿毒，发散疮痍。尝闻腻粉抑肺而敛肛门；金箔镇心而安魂魄。

【一日一味巧识中药】淡竹叶

本品因药用禾本科淡竹的叶片而得名。

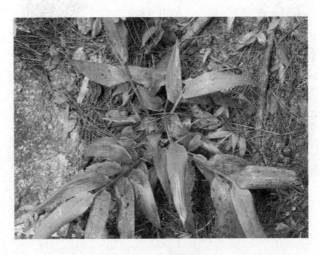

淡竹叶原植物

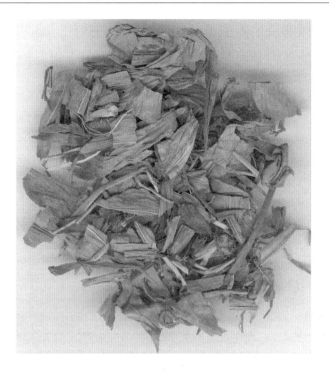

淡竹叶(药材)

第四节　中药的四气五味

众所周知，食物有酸、苦、甘、辛、咸五味，也有寒热之别。同样，药物也有各自性味，从而具有各自不同的治疗作用。药材的性味就是药材的四气五味，其中四气就是寒、热、温、凉四种药性，五味是指辛、甘、酸、苦、咸。

一、四气

寒凉和温热对立；而寒和凉之间、热和温之间，虽然药性相同，但是程度不同，温次于热、凉次于寒。用中药治疗正是利用了这种对立，例如感受风寒后生姜煎了汤饮服后，发一些汗，就能消除上列症状，因为生姜的药性是温热的。再如发热时，用金银花治疗，就能治愈，因为金银花的药性是寒凉的。

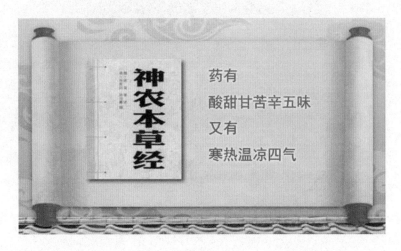

药有
酸甜甘苦辛五味
又有
寒热温凉四气

四气

【朗朗上口学中医】中药四气歌

> 四气寒热与温凉，寒凉属阴温热阳；
>
> 温热补火助阳气，温里散寒功效彰；
>
> 寒凉清热并泻火，解毒助阴又抑阳；
>
> 寒者热之热者寒，治疗大法此为纲。

【一日一味巧识中药】黄连

本品药用其根，"其根连珠而色黄，故名"（《本草纲目》）。本品因其根茎多分枝，常 3～6 支成束，呈稍弯曲状，形如鹰爪、鸡爪，故有"鹰爪连""鸡爪连"之名。

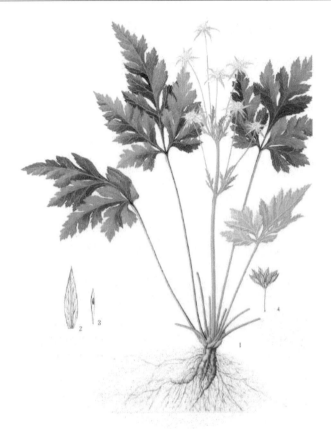

黄连原植物

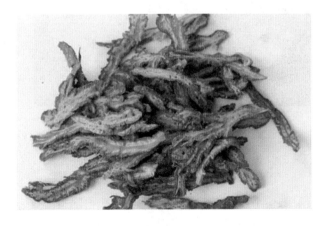

黄连（药材）

【中医小妙招】姜糖水：治疗风寒感冒

姜糖水：风寒感冒或淋雨后有胃寒、发热初期，可服用。

材料：生姜，红糖。

做法：

步骤1：生姜一小块洗净切块，然后用刀面用力拍散，或者切薄片。

步骤2：锅中加入2碗冷水，放入生姜一起煮5分钟左右；然后加入1大勺红糖搅拌融化均匀。

步骤3：30秒左右后就可以盛出来喝了，最好趁热一口气喝完。

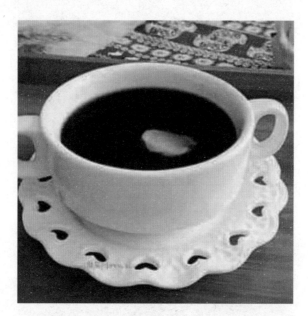

姜糖水

二、五味

五味，就是辛、甘、酸、苦、咸五种不同的滋味。它主要是由味觉器官辨别出来的，或是根据临床治疗中反映出来的效果而确定的。辛有发散、行气或润养等作用，甘有滋补、和中或缓急的作用，酸有收敛、固涩等作用，苦有泻火、燥湿、通泄、下降等作用，咸有软坚、散结或泻下等作用。五味之间也有相互的联系，比如发汗药物中大多数有辛味的药物，而止汗药物中往往带有酸味的药物。

每一种药物既具有一定的气，又具有一定的味。一般说，性味相同的药物，其主要作用也大致相同；性味不同的药物，功效也就有所区别。在临床具体应用时，一般都是既用其气、又用其味的，而在特殊应用的时候，配合其他药物，则或用其气，或用其味。

人们在长期的实践中发现，有些药物对于人体某些脏腑、经络有着特殊的作用。例如，龙胆草能归胆经，也就是它有治疗胆的病症的功效。那么中药的归经有什么意义呢？我们前边学过，发热时，一般用寒凉的药。但是发热又分为肺热、胃热、心火、肝火等，有些寒凉的药能去肺热，但不一定能去胃热，当胃热时就需要用对胃有特殊作用的寒凉的药。

以后我们还会学到五行，以及五行的属性，药物的归经又和"五味"联系起来，形成以下一一对应：

味酸——能入肝

味苦——能入心

味辛——能入肺

味甘——能入脾

味咸——能入肾

【朗朗上口学中医】中药五味歌

五味辛甘苦咸酸，治疗作用不同焉；

辛行气血主发散，甘和补中急能缓；

苦燥降泄能坚阴，咸能润下且软坚；

酸能固涩又收敛，淡渗利水要记全。

【一日一味辨中药】栀子

本品药用其果实，原名"卮子"。《本草纲目》云："卮，酒器也，卮子象之，故名，俗作栀"。因其形状而得名。

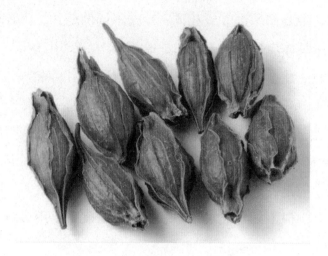

栀子

第五节　如何认识药食同源

"药食同源"是指食物即药物，中药的"四性""五味"理论依然可以运用到食物之中，每种食物也具有"四性""五味"。早在唐朝时期的《黄帝内经太素》一书中写道："空腹食之为食物，患者食之为药物。"反映出"药食同源"的思想。对药食同源可以从药食同源物品、可用于保健食品的物品和保健食品禁用物品三个方面认识。一是既是食品又是药品的物品，例如山药、山楂、肉桂等；二是可用于保健食品的物品，例如人参、川贝母、山茱萸等；三是保健食品禁用物品，例如川乌、马钱子、生半夏等。药食同源可以从两方面来认识，一方面药物和食物都可以用来防治疾病；另一方面在疗效上却有差别，药物以治疗为主，食物以调养为主，食物配合药物用于疾病的治疗和预防，治疗时多用药物，调养时多用食物。

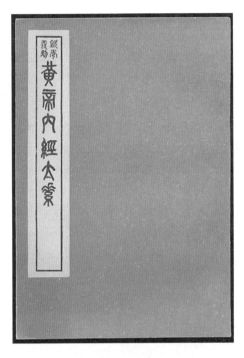

《黄帝内经太素》

将中药与某些具有药用价值的食物相配做成的饮食成为药膳，中国的药膳正是药食同源的一个具体体现，中国传统医学叫它"寓医于食"，既将药物作为食物，又将食物赋以药用；既具有营养价值，又可防病治病、强身健体，是一种兼有药物功效和食品美味的特殊膳食。

【朗朗上口学中医】药性赋

牛膝强足补精，兼疗腰痛；龙骨止汗住泄，更治血崩。甘松理风气而痛止；蒺藜疗风疮而目明。

【一日一味巧识中药】百部

本品药用其块根，因"其根多者百十连属，如部伍然，故以名之"
（《本草纲目》）。主要根据其根的形状而得名。

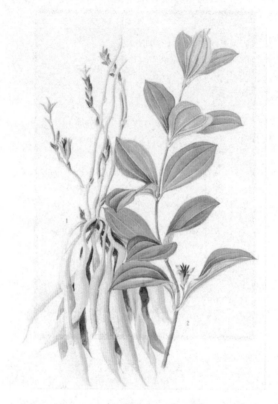

百部

【延伸阅读】药食同源话芡实

相传当时正遇上饥荒，村里有个叫倩倩的寡妇，上有婆婆，下有
孩子，每天靠挖野菜水草充饥。一天她挖野菜，因饥饿过度晕倒在河
边，等她醒来时看到不远处一只只野鸡高高翘起头，定睛一看，发现
是形状像鸡头似的说不出名字的水草，于是倩倩采了些"鸡头"回去

蒸煮，煮好后切开发现里面是一粒粒饱满的果实，剥开硬壳后便露出了雪白的果仁，吃起来有清香味道。以后每天倩倩都会采些这样的鸡头果和着野菜煮给家里人吃，就这样倩倩一家慢慢熬过了饥荒的日子，以后人们便把这个食物叫倩（芡）食。

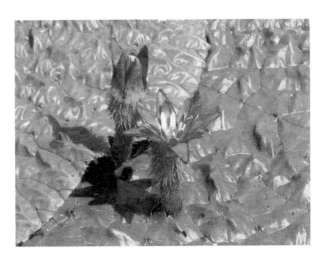

芡实原植物

中医向来有药食同源的说法。很多可口的食物也是很好的中药，如山药、核桃等。芡实也不例外，除了可以做成美味的芡实糕，芡实还是一味重要的固涩药。《本草纲目》中提到芡实"止渴益肾。治小便不禁，遗精，白浊，带下"。所以芡实是用来治疗妇科和男科疾病的良药。《傅青主女科》中的易黄汤就是用芡实、山药、黄柏、车前子和白果治疗肾虚湿热带下，症见带下黏稠量多，色黄如浓茶汁。《医方集解》中的金锁固精丸也包含芡实，治肾关不固，遗精滑泄。临床上也有医生用芡实加炒苍术、焦山楂等治疗小儿腹泻。但由于芡实有固涩收敛的作用，所以不宜多食，否则难以消化。《随息居饮食谱》言："凡外感前后，疟痢疳痔，气郁痞胀，溺赤便秘，食不运化及新产后皆忌之。"

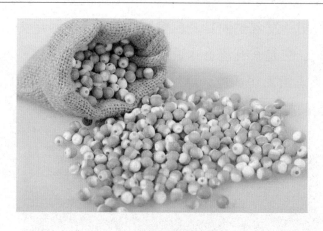

芡实米

注：芡实又名鸡头莲，为芡的成熟种仁。剥开后里面白色的软肉裹着一粒粒棕红色的白米，这就是芡实了。七八月的新鲜芡实放入锅中蒸煮后去壳即可食用，芡实米洁白如玉，口味较淡，灵巧的水乡人想着法子将其做成可口的美食，如芡实粥、芡实糕等。其中以芡实糕最为有名，即把鲜芡实蒸煮后晾干研粉，同糯米粉和白糖一起加水搅拌揉成面团，讲究的人家还会放上桂花或者核桃粉，变成更加可口的桂花芡实糕和核桃芡实糕。

第六节　中药的配伍

《素问·至真要大论》说："主病之为君，佐君之为臣，应臣之为使。"这是目前所知道的最早关于"君、臣、佐、使"组方基本结构的理论。因为每种药材的性味都不一样，只有通过合理的组织，才能使各具特性的群药组合成一个新的有机整体，才能有效地治疗疾病。这种运用药物的组合过程，中医药学称之为"配伍"。

每一首方剂，固然要根据病情，但在组织不同作用和地位的药物时，还应符合严密的组方基本结构，即"君、臣、佐、使"的组方形式。这样才能做到主次分明，全面兼顾，扬长避短，提高疗效。

《神农本草经》在《内经》提出君臣佐使的基础上，又提出单行、相须、相使、相畏、相恶、相反、相杀等"七情"，来说明药物之间的相互关系。例如，相须是指两药共同使用就能发挥更大的功效；相恶是指两药相遇则一方会减小另一方的药性；相反是指两种药物本身均无毒，但两药相遇则会产生很大的毒性等。

【朗朗上口学中医】中药七情歌

> 相使一药助一药，相须互用功效添；
>
> 相杀能制它药毒，相畏毒性被制限；
>
> 相反增毒要记牢，相恶配伍功效减；
>
> 单行无须它药配，七情配伍奥妙显。

【一日一味巧识中药】夏枯草

"此草冬至后生叶，至春而花，一到夏至即枯，故名"（《本草便读》）。因生长特性而得名。

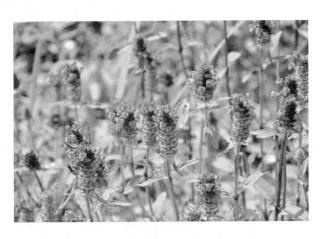

夏枯草原植物

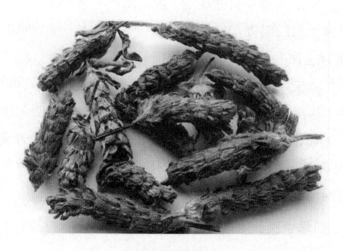

夏枯草(药材)

第七节　中药的常用剂型

　　为了更好地发挥药效，符合治疗需要及便于服用，在长期的医学实践中形成了多种剂型。早在《内经》中就涉及汤、丸、散、膏、酒、丹等剂型。后来随着医学实践，中药的剂型不断丰富，尤其是随着现代科学的发展，化学工艺水平和制造能力不断提升，促使新剂型不断出现。从目前来看，除了汤剂以外，其他常见的剂型还有如下这些：

一、散剂

　　散剂系指药材或药材提取物经粉碎、均匀混合而制成的粉末状剂型，分为内服散剂和外用两种。

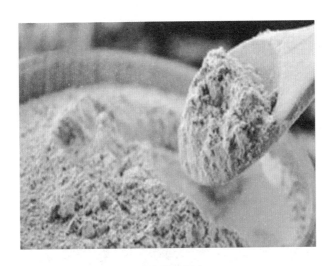

粉末状剂型

二、颗粒剂

　　颗粒剂系指药材的提取物与适宜的辅料或药材细粉制成具有一定粒度的颗粒状剂型，可分为无糖颗粒剂型和有糖颗粒剂型两种。

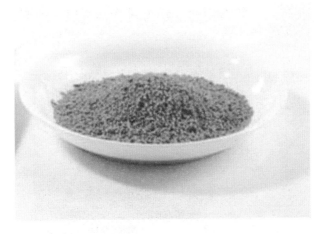

颗粒状剂型

三、丸剂

丸剂系指将药材细粉或药材提取物加适宜的黏合剂或其他辅料制成的球形或类球形制剂，分为蜜丸、水蜜丸、水丸、糊丸、浓缩丸等类型。

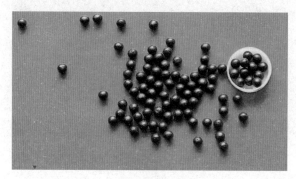

丸剂

四、丹剂

丹剂一般是指含有汞、硫黄等矿物，经过加热升华提炼而成的一种化合制剂，具有剂量小、作用大、含矿物质之特点。此剂多外用，如红升丹、白降丹等。此外，习惯上把某些较贵重的药品或有特殊功效的药物剂型叫作丹，如至宝丹、紫雪丹等。所以，丹剂并非是一种固定的剂型。

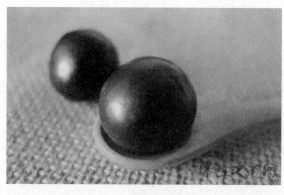

丹剂

五、膏剂

膏剂系将药物用水或者植物油煎熬浓缩而成的剂型，可分为内服和外用两种。

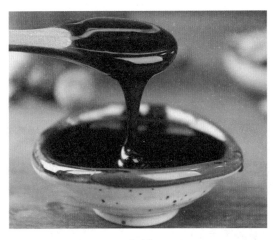

膏剂

六、胶囊剂

胶囊剂系指将药材用适宜方法加工后，加入适宜辅料填充于空心胶囊或密封于软质囊材中的制剂。

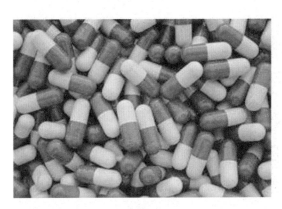

胶囊剂

七、片剂

将中药加工提炼后混以辅料，通过压制成为片状剂型。

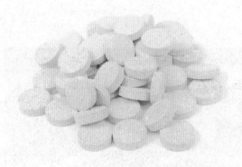

片剂

此外，还有酒剂、茶剂、药露、灸剂、酊剂、锭剂、针剂、气雾剂等多种剂型。

【朗朗上口学中医】药性赋

茵陈主黄疸而利水；瞿麦治热淋之有血。朴硝通大肠，破血而止痰癖；石膏治头痛，解肌而消烦渴。

【一日一味巧识中药】麻黄

本品"其味麻，其色黄"（《本草纲目》），因色黄味麻而得名。

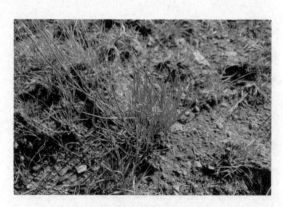

草麻黄原植物

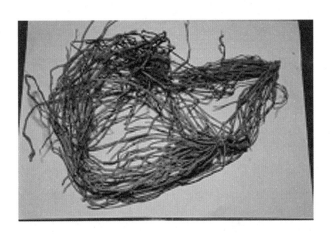

麻黄根(药材)

【中医故事会】石斛为什么叫石斛？

相传在古代，有个叫霍斗的人与母亲相依为命。由于诸侯争战，霍斗被征去从军。在军队里，霍斗奋勇当先，屡建奇功，最后当上了将军。

有一年，霍斗回故乡看望自己的母亲，却发现母亲由于念子心切，眼睛已经看不见，而且瘫痪在床。霍斗满心悲凉，自己驰骋沙场，取得功名利禄后本想好好孝敬母亲，谁知母亲的眼睛却看不见了。于是，霍斗张榜告示：谁能治好母亲的眼疾，将以重金赏赐。很多人闻讯赶来，却都未能治好他母亲的病。

有一天，霍斗路过一农田，见一对老夫妇正在耕地，女的拖犁，男的在后扶犁。霍斗大怒，上前大声呵斥农夫为何如此对待老妇人。老夫妇双双跪下，哭着说："将军，这里年年战事，我们的牛都被拉去前线运输物资了，现在只能靠人力来耕田。老伴扶不稳犁头，所以只能是我在后面扶。"霍斗听完，叫老妇人站一边，自己拖起犁头来耕田，老夫妇很是感动。

霍斗一边拖犁一边端详这对老夫妇，发现他俩虽然已近古稀之年，但却跟青壮年一般有力，且眼不花耳不聋，便好奇他们平时都吃些什么。农夫得知霍斗对母亲的一片孝心，便带他来到一个悬崖边，采了些黄草，叫将军拿回家熬水给他母亲喝，并答应会定期给他送去。

半年后，霍斗的母亲站了起来，渐渐地眼睛也能看得见了。霍斗很高兴，便用重金答谢农夫，却被两个老人拒绝。农夫说："时近耕种季节，家里最缺的是粮食种子。如果将军一定要感谢，只需给我们一斛粮种就可以了。"于是，将军买了一头耕牛和十斛粮食种子送给两个老人。

后来，"黄草"被列为贡品，很多达官贵人想要就得用十斛粮食来换。随着岁月流转，这草又被人们叫作"石斛"。

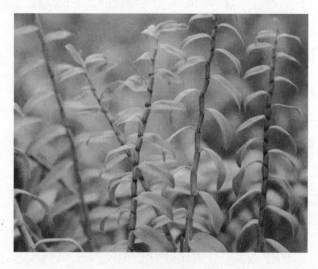

石斛原植物

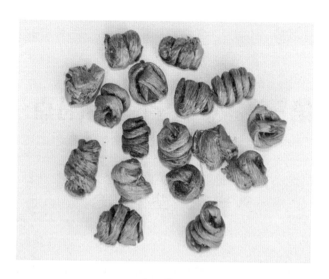

石斛（药材）

石斛，又名石兰、千年润、黄草、吊兰花，有生津养胃、清热养阴的功效，常用于热病伤津、口干烦渴、病后虚热、阴伤目暗等症的治疗。

备注：石、斛均为古代的度量单位。

第三章　中医学的基本特点

第一节　整体观念

古代我们的祖先认为人体自身各部分之间，以及人体与自然界之间是一个不可分割的整体，提倡人－自然－社会高度和谐协调，称之为整体观念。具体而言包含两方面内容，一是人体自身是一个有机整体；二是人和自然界（外在环境）也保持着统一的整体关系。整体观念是中医学的基本特点之一，贯穿于中医生理、病理、诊断、治疗之中。

中医认为经络系统将全身组织器官包括五脏、六腑、五体、五官、九窍、四肢百骸联系起来，构成表里相关、上下沟通、密切联系、井然有序的五大功能系统，并且通过精、气、神的作用来完成统一的生命活动。正因为如此，人体某一局部或某一脏腑病变，都会对全身有一定影响，这样中医着眼于整体，总能把局部病变与整体反应统一起来，根据脏腑之间的生克制化关系，通过面色、形体、舌象、脉象等外在变化，由表及里去推断内在病变，从而对疾病做出诊断和治疗。同时还会联系到四时气候、地方水土、生活习惯、性情好恶、体质、年龄、性别、职业等，来加以分析研究，提高诊断的准确率。

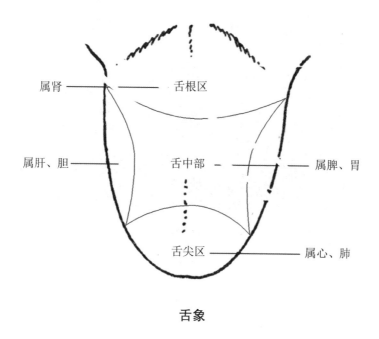

属肾 —— 舌根区

属肝、胆 —— 舌中部 —— 属脾、胃

舌尖区 —— 属心、肺

舌象

【朗朗上口学中医】药性赋

前胡除内外之痰实；滑石利六腑之涩结。天门冬止嗽，补血涸而润心肝；麦门冬清心，解烦渴而除肺热。又闻治虚烦、除哕呕，须用竹茹；通秘结、导瘀血，必资大黄。

【一日一味辨中药】玄参

"玄，黑色也"（《本草纲目》）。陶弘景云："其茎微似人参，故得参名"。本品因形状、颜色而得名。又称"黑参""黑玄参"。后因避清代康熙（玄烨）之讳，改"玄"为"元"，而得"元参"之名。

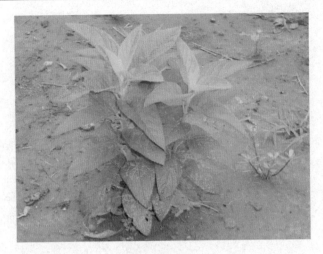

玄参原植物

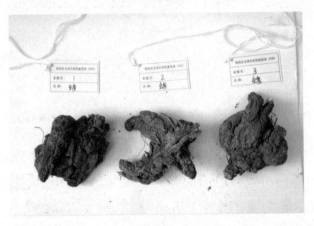

玄参(药材)

第二节　辨证论治

　　辨证论治是中医认识疾病和治疗疾病的基本原则。辨证即是认证识证的过程。证是对机体在疾病发展过程中某一阶段病理反应的概括，包括病变的部位、原因、性质及邪正关系，反映这一阶段病理变化的本质。因而，证比症状更全面、更深刻、更正确地揭示疾病的本质。所谓辨证，就是根据四诊所收集的资料，通过分析、综合，辨清疾病的病因、性质、部位，以及邪正之间的关系，概括、判断为某种性质的证。论治又称施治，是根据辨证的结果，确定相应的治疗方法。辨证和论治是诊治疾病过程中相互联系不可分离的两部分。辨证是决定治疗的前提和依据，论治是治疗的手段和方法。通过论治的效果可以检验辨证的正确与否。辨证论治是认识疾病和解决疾病的过程，是理论与实践相结合的体现，是理法方药在临床上的具体运用，是指导中医临床工作的基本原则。

中医诊断主要的内容有四诊、八纲、证候分类与诊法分类等。

四诊是望、闻、问、切四种诊断方法。

"望而知之谓之神，闻而知之谓之圣，问而知之谓之工，切而知之谓之巧"。

望诊：医生运用视觉来观察患者的神气、色泽、形态的变化。

闻诊：凭听觉跟嗅觉来辨别患者的声音、气味和呼吸的变化。

问诊：询问患者病情和治疗的经过及相关的症状。

切诊：包括脉诊和按诊。是医者运用手和指端的感觉，对患者体表某些部位进行触摸按压的检查方法。

望、闻、问、切四诊，是调查了解疾病不同的四种诊断方法，各有其独特的作用，不应该相互取代，只能互相结合，取长补短。四诊之间是相互联系、不可分割的，因此在临床运用时，必须将它们有机地结合起来，也就是要"四诊合参"。只有这样才能全面而系统地了解病情，做出正确的判断。

八纲辨证是指有阴、阳、表、里、寒、热、虚、实八纲，八纲中以阴阳作为总纲。在临床辨证中，首先要分清阴阳，才能抓住疾病的本质，做到挈简驭繁。

【朗朗上口学中医】《十问歌》

> 一问寒热二问汗，三问头身四问便。
> 五问饮食六问胸，七聋八渴俱当辨，
> 九问旧病十问因，再兼服药参机变。
> 妇人尤必问经期，迟速闭崩皆可见，
> 再添片语告儿科，天花麻疹全占验。

【一日一味巧识中药】穿心莲

本品"花形似莲，其花蕊穿心而过，故名"。

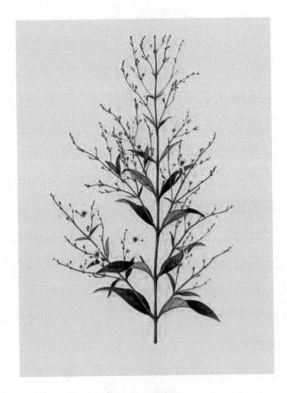

穿心莲原植物

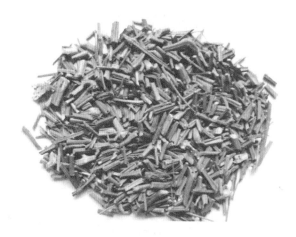

穿心莲(药材)

第三节　治未病——中医的预防医学

中医治未病理论源远流长，是中医学理论体系中独具影响的理论之一，是中医学的一大特色和优势，是中医学理论体系中最重要的部分。《素问·四气调神论》曰："是故圣人不治已病治未病，不治已乱治未乱，此之谓也。夫病已成而后药之，乱已成而后治之，譬犹渴而穿井，斗而铸锥，不亦晚乎！"在这里，"未病"是一个相对概念，还包括了从无病到已病，从功能性病变转化成器质性病变的过程，所以未病和已病是不能截然分开的。治未病包含三个方面：一是为病先防，也就是预防疾病的发生；二是既病防变，也就是及时诊断治疗，控制疾病的发展和传变；三是愈后防复，也就是在病愈或病情稳定之后，要注意预防复发。

"上医医未病之病，中医医欲病之病，下医医已病之病。"中医

"治未病"的理念代表了世界医学发展的趋势，不仅是人类保健养生、防治疾病的最高境界，同时也通过提前预防而不是病后用药而节省更多的医疗费用。中医治未病正在为世界预防医学的发展和人类的健康做出越来越大的贡献。

【朗朗上口学中医】药性赋

> 宣黄连治冷热之痢，
> 又厚肠胃而止泻；
> 淫羊藿疗风寒之痹，
> 且补阴虚而助阳。
> 茅根止血与吐衄；
> 石韦通淋与小肠。

【一日一味巧识中药】龙胆草

本品"叶似龙葵，味苦如胆，因以为名"（《本草纲目》），根据形状、味道而得名。

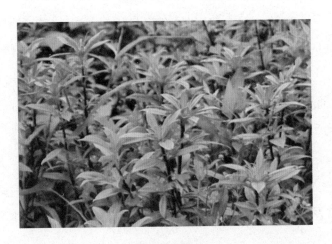

龙胆草原植物

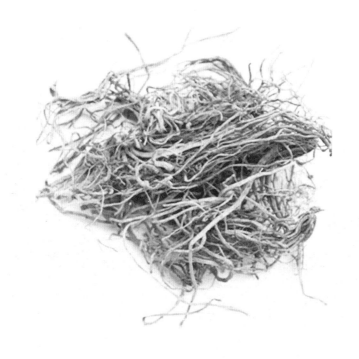

龙胆草(药材)

【中医故事会】上工治未病

当年扁鹊医术高超，远近闻名，但他自己却不这么认为。有一次，魏文王问扁鹊：“你们家兄弟三人，都精于医术，哪一个医术最高？”扁鹊回答：“长兄最佳，仲兄次之，我最差。”魏文王接着问：“那为什么你最出名呢？你能说明白一些吗？”扁鹊回答说：“我长兄治病，是在病症还未表现之时就把病治好了，一般人不知道他事先能铲除病因，所以他的名气无法传出去，他的医术只有我们家人才知道。我仲兄治病，是在病情初起时就把病人治好了，一般人以为得的只是小病，认为他只能治轻微的小病，所以他的名气也不大，只有本地人才知道。我扁鹊治病，是在病情严重后才治，一般人见我下针放血、外敷毒药、割肉切骨，动作颇大，就认为我医术很高明，我也因此而闻名于天下。其实，比起我长兄与仲兄来，我的医术是最差的。"

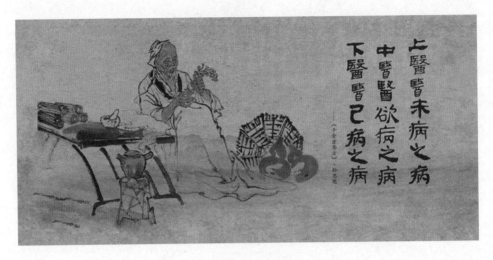

上中下工治病

第四章 相互依存的阴阳

第一节 气一元论

中医学认为构成宇宙万物有一个最基本元素，并且起一个名字，叫作"气"。在中医中，认为这个"气"是构成自然万物的最基本元素，"气"始终处于运动变化之中，也正因为这两点，气也是万物之间的中介。因为人虽然是高级动物，但也是自然界的组成部分，所以从这个角度说人体也是由"气"组成。同时人有因为气的升降出入而发生着各种变化。

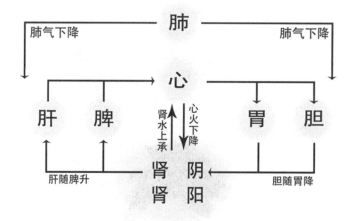

黄元御气机升降图

【朗朗上口学中医】药性赋

熟地黄补血且疗虚损；生地黄宣血更医眼疮。赤芍药破血而疗腹痛，烦热亦解；白芍药补虚而生新血，退热尤良。若乃消肿满逐水于牵牛；除毒热杀虫于贯众。

【一日一味巧识中药】紫草

"此草花紫根紫，可以染紫，故名"（《本草纲目》），因颜色而得名。

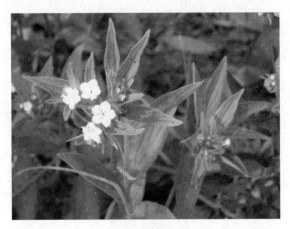

紫草原植物

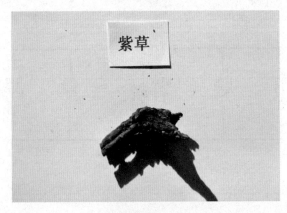

紫草(药材)

第二节　什么是阴阳

在春秋战国时期，形成了一个学术流派，称之为"阴阳学说"，即用阴阳学说说明事物的性质和变化、天文现象和四时气候等。后来随着医学的发展，阴阳学说渐与医学紧密结合，成为医学的重要部分，通过阴阳对人体零碎而复杂多变的诸多结构、生理功能及病理变化，更容易掌握和理解。正是"学医者，必先明阴阳。"究竟什么是阴，什么阳呢？大家都知道，汉字有许多象形文字，我们看一下繁体字"陽"字和"陰"字，有太阳的地方为阳，有云遮挡的地方为阴。阳主要与太阳有关，阳光可以照到的地方即为阳；反之，阳光照不到的地方就是阴。如此类推，凡是具备了与太阳类似的特征，如火，与太阳一样可以产生光与热，具有明亮温暖的感觉，那它就属"阳"；相反的特性，如水，寒凉暗润，与太阳的温热明亮特性正好相反，那它就属"阴"，可以如此类推下去。这样，阴阳就成了人们认识世界的最基本的方法，也是最简单有效的方法。

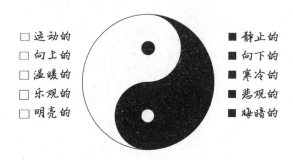

阴阳与健康

【朗朗上口学中医】药性赋

金铃子治疝气而补精血；萱草根治五淋而消乳肿。侧柏叶治血山崩漏之疾；香附子理血气妇人之用。地肤子利膀胱，可洗皮肤之风；山豆根解热毒，能止咽喉之痛。

【一日一味巧识中药】金银花

"花初开者，蕊瓣俱色白，经二三日，则色变黄，新旧相参，黄白相映，故呼金银花"（《本草纲目》）。本品依据花蕾开放时间先后不同而有黄白二色，犹如金银搭配，故又称"二花""双花"，简称"银花"。

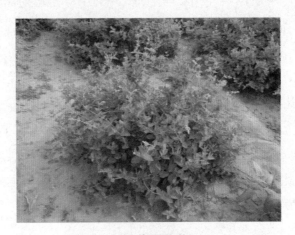

金银花原植物

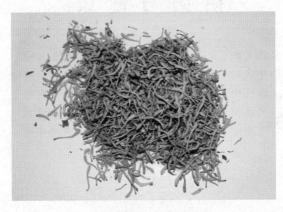

金银花（药材）

第三节　阴阳之间保持着相对平衡

阴阳都是成对出现的，如天地、昼夜、寒热、动静、雌雄，天为阳、地为阴，昼为阳、夜为阴，热为阳、寒为阴，动为阳、静为阴，雄为阳、雌为阴等阴阳相互依存，缺一不可，无阴即无阳，无阳即无阴，同时又相互对抗，相互制约。

阴阳缺一不可，相互依存、相互制约决定了阴阳之间是平衡的，但只是一个相对平衡，是处在变化之中的一个平衡，阳的力量比较强盛，阴的力量就受到削弱；有的时候则相反。但从一个周期、一个整体来说是相对平衡的。如：在一年中，有春温、秋凉、夏热、冬冷，但是以一年为周期来看，阴阳之间还是相对平衡的。

【朗朗上口学中医】药性赋

白鲜皮去风治筋弱，而疗足顽痹；旋覆花明目治头风，而消痰嗽壅。又况荆芥穗清头目便血，疏风散疮之用；瓜蒌根疗黄疸毒痈，消渴解痰之忧。

【一日一味辨中药】千里光

本品长于清热明目，善疗多种目疾，《滇南本草》"喻其恢复目力可及千里也"，因功用而得名，植物的干燥地上部分。

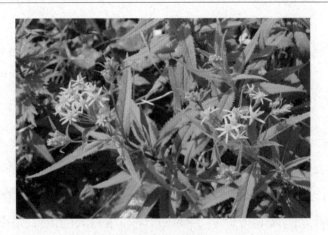

千里光原植物

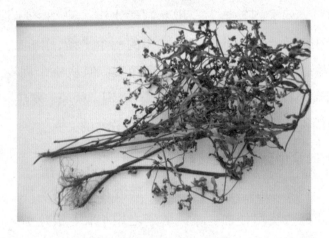

千里光（药材）

第四节　阴阳的物极必反

　　阴阳之间可以相互转化，也就是指阴阳在一定条件下可以各自向相反的方向转化，阴可以转化为阳，阳可以转化为阴。阴阳转化是说明事物运动变化中的物极必反规律。在一年中，以一年为周期整体上看阴阳之间还是相对平衡的，虽然有春温、秋凉、夏热、冬冷的四个季节，但是以阴阳转化来看，夏天为阳，炎热至极，这时候就向凉爽的秋天（阴）转化；如冬天为阴，寒冷至极，这时候就开始了向温暖的春天（阳）转化，也就是到一定程度就会向相反的方向转化。中国古代的太极图就是阴阳之间相互平衡、相互对立、相互依存又相互转化关系的描述。

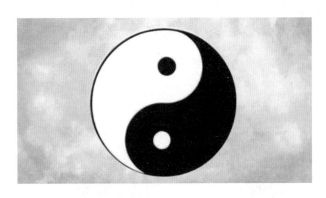

阴阳转化

【问题】

除了四季更替，还有什么现象反映出了物极必反的原理？

【朗朗上口学中医】药性赋

地榆疗崩漏，止血止痢；昆布破疝气，散瘿散瘤。疗伤寒、解虚烦，淡竹叶之功倍；除结气、破瘀血，牡丹皮之用同。

【一日一味巧识中药】决明子

药用其种子，有明目之功，故名。因其形似马蹄，故有"马蹄决明"之称。又因其为植物（草类）药物，故称"草决明"。

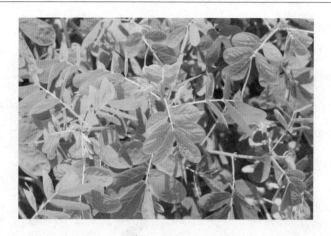

决明子原植物

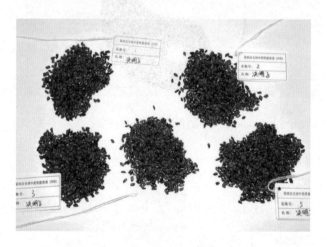

决明子(药材)

第五节 从阴阳学认识人体脏腑和组织功能

通过前边学习我们知道,阴阳是当时人们认识世界的最基本的方法,也是最简单有效的方法。这时候人们观察人体结构和生理功能时就运用了阴阳学说。将构成人体的所有组织器官划分为阴阳两部分。以人体前为阴，后为阳，肢体内侧可弯曲面为阴，肢体可背伸面为阳。

心、肝、脾、肺、肾等器官因属实体脏器属于阴，即五脏属阴；胃、胆、小肠、大肠、膀胱、三焦等器官因为中空脏器归属于阳，即六腑属阳。相应的人全身的经脉也有了阴阳之分。另外，还有"体阴"和"用阳"的区分，即物质类的人体组织结构及精、血、津液等营养属于阴，而卫气等脏腑组织功能活动属于阳。

打个比方，就像蜡烛，点燃蜡烛后的火焰属于阳，而蜡油属于阴。通过阴阳来进行分类后，人体各组织结构之间，以及每一组织结构本身、脏腑组织与功能活动之间的原本复杂的关系就变得简单起来。

脏腑的分类及区别

	五脏	六腑
脏腑名称	心、肺、脾、肝、肾	胆、胃、小肠、大肠、膀胱、三焦
阴阳属性	阴	阳
形态特点	实体性器官	管腔性器官
运动特点	藏而不泄、满而不实	泄而不藏、实而不满
功能特点	藏精气（化生和贮藏精气）	传化物（收纳和传导水谷）
经络表里关系	有	有

【朗朗上口学中医】药性赋

知母止嗽而骨蒸退；牡蛎涩精而虚汗收。贝母清痰止咳嗽而利心肺；桔梗开肺利胸膈而治咽喉。

【一日一味巧识中药】红藤

本品药用其藤茎，"根外紫红，……浸酒一宿，红艳如血"（《简易草药》），故名。又名"大血藤"。

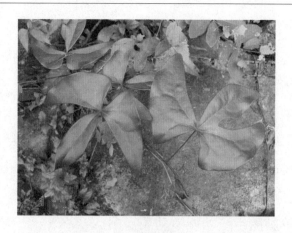

红藤原植物

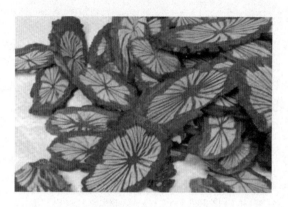

红藤(药材)

第六节　如何用阴阳学说诊断疾病

通过前边的学习，我们知道阴阳相互依存、相互制约，两者之间保持着相对平衡，一旦这个平衡被打破，就会出现相应的病证，尽管表现形式有多种多样。所以中医说看病先分阴阳，病证也分为阴证和阳证两种。具体来说人体发生疾病时的阴阳失调变化主要有：阴阳偏盛、阴阳偏虚、阴虚阳盛、阳虚阴盛、阴阳俱虚等几种情况。

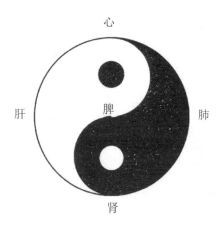

五脏与阴阳

【朗朗上口学中医】药性赋

若夫黄芩治诸热，兼主五淋；槐花治肠风，亦医痔痢。常山理痰结而治温疟；葶苈泻肺喘而通水气。

【一日一味巧识中药】白头翁

本品原植物茎叶密被白色长柔毛，"近根处有白茸，状似白头老翁"（《本草经集注》），因其形状而得名。春、秋二季采挖，根部入药。

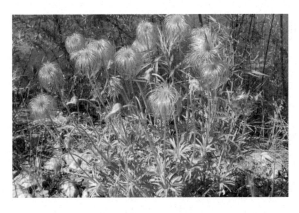

白头翁原植物

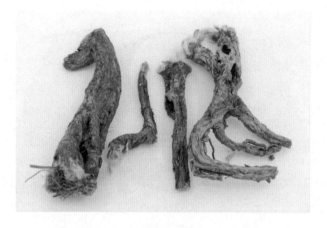

白头翁（药材）

【中医故事会】悬壶济世

悬壶济世是人们对中医的一种称谓，是古代颂誉医者道者救人于病痛。一般把医生开业称作"悬壶"，把医生的事业称为"悬壶济世"。医者仁心，以医技普济众生，便有悬壶济世之说。医生也把"悬壶济世救苍生"作为自己的奋斗目标。那么，"悬壶"的说法有何来历呢？其实，这个"壶"应该是"葫"，即"药葫芦"。葫芦是一种植物的果实，外面是坚硬的壳，把中间的瓤掏空后，就成了个绝佳的容器。

古时候，很多医生，特别是那些"摇铃郎中"，总是把药装在葫芦里，走街串巷为人们治病。慢慢地，"药葫芦"就成了医生的象征。

那么，医生从什么时候起开始使用葫芦呢？《后汉书·费长房传》中就记载有这么一个故事。相传汉朝时集市上有位行医卖药的老翁，他店铺前悬挂着一个葫芦，等到集市过午散去时，老翁便化作一道烟，钻进葫芦内。集市上的人都没有看见过，只有管理市场的一个小官员费长房在楼上看到过，他心里感到十分惊奇，自此便更加留心观察。

费长房发现老翁给人看病十分灵验，药无二价，知道他绝不是等闲之辈，便备好了一桌酒肉饭菜，恭候老翁。当老翁从葫芦内跳出来的时候，费长房立即磕头跪拜，拜师求教。

老翁见费长房诚心求学，就告诉他说："你明天再来，咱们到葫芦中去看看。"第二天，费长房赴约去拜见老翁，老翁领他一同进入葫芦中，只见葫芦内华丽堂皇，侍从多人，备美酒佳肴盛满桌上，两人对酒畅饮，尽兴而出。

后来，老翁收费长房为徒，带着费长房隐居于幽静闲适的山林之中，将自己的医术传授予他。当费长房学成医术后，老翁就云游四方去了。费长房为了纪念老翁，行医时总是将一个葫芦挂在身上。自此以后，行医之人纷纷模仿，都用葫芦当作招牌，以表示医术高超，后世就把中医开业称为"悬壶"。

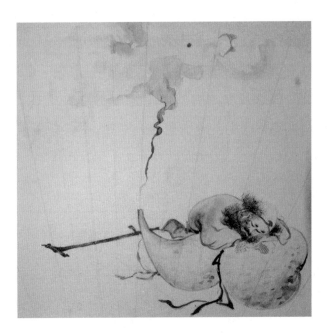

悬壶

第五章　循环往复的五行

第一节　什么是五行

　　我们的祖先认为，木、火、土、金、水各自具有一定的特性，宇宙间的一切事物都可以按木、火、土、金、水五种物质的属性进行分类。还认为，木、火、土、金、水五种物质之间具有相生、相克的关系，而且是在不断运动、变化之中，故称之为"五行"。后来木、火、土、金、水作为五行出现时，就已经超越五种物质本身，而是表示五种性质，以及具有五种属性的世界万物。同样，中医学也用五行学说来说明人体生理、病理及其与内外环境的相互关系等，用于指导临床的诊断、治疗与用药。

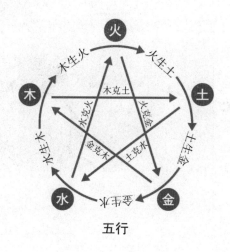

五行

【朗朗上口学中医】药性赋

欲温中以荜茇；用发散以生姜。五味子止嗽痰，且滋肾水；腽肭脐疗痨瘵，更壮元阳。原夫川芎祛风湿、补血清头；续断治崩漏、益筋强脚。

【一日一味辨中药】漏芦

《本草纲目》云："屋之西北黑处谓之漏，凡物黑色谓之卢。此草秋后即黑，异于众草，故有漏卢之称。"

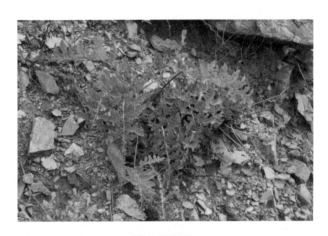

漏芦原植物

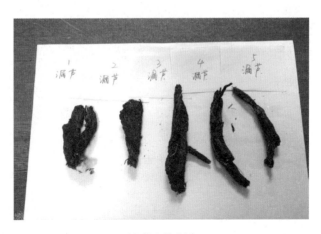

漏芦（药材）

第二节　五行之间的生克关系

一般情况下五行之间是生克关系，五行相生的顺序为：木生火、火生土、土生金、金生水、水生木，其中任何一行都有"生我"和"我生"两方面的关系，可称作"母子"关系，如水生木，水为木之母，木为水之子。五行相克的次序为：木克土、土克水、水克火、火克金、金克木。在相克的关系中，任何一行都有"克我"和"我克"两方面的关系。

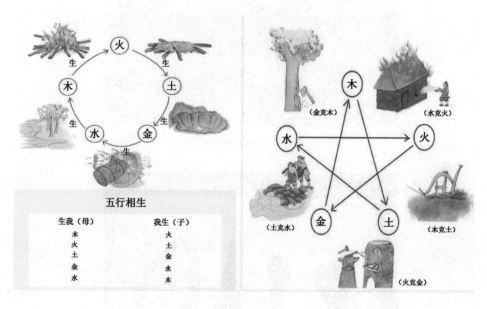

五行生克

在五行中的生克关系中，生中有克，克中有生。如在相生关系中，"生我"和"我生"两者之间又存在着相克关系。以水为例，金生水，水生木，而金又能克木，通过这种调节，可防止木对火的相生太过。五行之间相生相克和互相制约的维持了维持事物之间的协调平衡。这种调节作用，又被称为"生克制化"。

【朗朗上口学中医】药性赋

麻黄表汗以疗咳逆；韭子壮阳而医白浊。川乌破积，有消痰治风痹之功；天雄散寒，为去湿助精阳之药。

【一日一味巧识中药】鱼腥草

本品因气味而得名。《本草纲目》云："其叶腥气，故俗呼为鱼腥草。"本品因有浓烈的鱼腥气味，药用全草而得名。

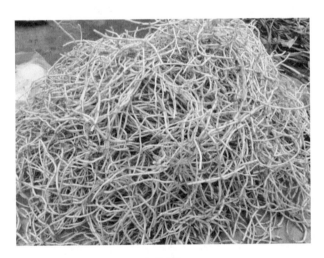

鱼腥草

第三节　五行之间的乘侮关系

上一节学习了五行的生克关系，但是生克关系只是平衡状态下的一种正常关系，但是当这种平衡关系打破后，就会出现另外一种乘侮关系，即相乘与相侮。相乘与相侮是五行之间的异常现象。

相乘就是在原来五行相克关系中，因为强弱差别过导致相克太过，使事物间的关系超出了正常的范围。所以相乘的次序和相克的次序一样，表现为：木乘土、土乘水、水乘火、火乘金、金乘木。

相侮又称反克，之所以称为反克，是因为相侮的次序与相克正好相反，即木侮金、金侮火、火侮水、水侮土、土侮木。相侮的发生原因也是强弱失衡造成的。例如，正常情况下土克水，但水过强后者土过弱时，水不仅不受土的克制，还对土反克，称为"水侮土"。

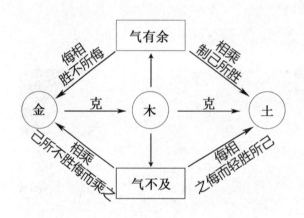

五行乘侮

【朗朗上口学中医】药性赋

观夫川椒达下，干姜暖中。胡卢巴治虚冷之疝气；生卷柏破症瘕而血通。白术消痰壅、温胃，兼止吐泻；菖蒲开心气、散冷，更治耳聋。

【一日一味巧识中药】败酱草

陶弘景云：其"根作陈败豆腐气，故以为名"，本品因有腐败的豆酱气，药用带根的全草得名。

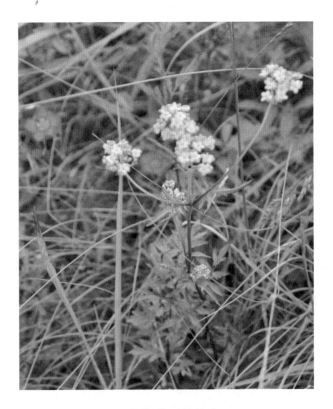

败酱草原植物

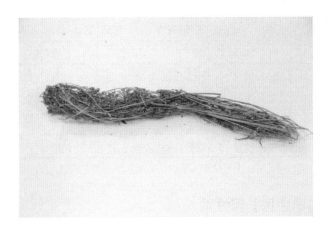

败酱草(药材)

第四节 事物的五行分类

用五行学说分析世界万物的时候，首先要对世界万物按照五行进行分类。世界万物不计其数，那么是如何进行分类的呢？我们的祖先主要使用归类和推演的方法。归类也是一种推理方法，是根据两种事物在某些属性或关系上的相似或相同而推出它们在其他方面也可能相同或相似的一种逻辑方法，中医叫作"取象比类"。例如南方炎热，与火之炎上特性相类，故南方归属于火。推衍是根据已知的某些事物的属性，推衍至其他相关事物，以得知这些事物的属性的推理方法。例如，因为五行和五脏的一一对应，所以五行之间的生克观就能够体现在五脏之间。

自然界和人体的五行属性

自然界					五行	人体									
五色	五化	五气	五方	五季		五脏	五腑	五官	五液	五华	五体	情志	五声	五志	脉象
青	生	风	东	春	木	肝	胆	目	泪	爪	筋	怒	呼	魂	弦
赤	长	暑	南	夏	火	心	小肠	舌	汗	面	脉	喜	笑	神	钩(洪)
黄	化	湿	中	长夏	土	脾	胃	口	涎	唇	肉	思	歌	意	缓
白	收	燥	西	秋	金	肺	大肠	鼻	涕	毛	皮	悲	哭	魄	毛(浮)
黑	藏	寒	北	冬	水	肾	膀胱	耳	唾	发	骨	恐	呻	志	石(沉)

【朗朗上口学中医】药性赋

丁香快脾胃而止吐逆；良姜止心气痛之攻冲。肉苁蓉填精益肾；石硫黄暖胃驱虫。胡椒主去痰而除冷；秦椒主攻痛而去风。

【一日一味巧识中药】陈皮

原名为"橘皮"。习惯认为，新鲜橘皮味较辛辣，气燥而烈，入药一般以放置陈久，辛辣之味缓和者为宜，故名"陈橘皮""陈皮"。

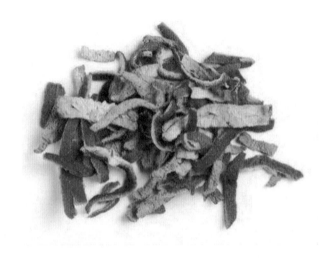

陈皮

第五节　五行学说在中医学中的应用

五行学说在中医学中的应用，主要是在运用五行对人体结构和功能进行分类的基础上，运用五行的生克制化规律来阐述相互之间的关系、疾病的发生发展的规律，还可以用来阐述自然界五运六气的变化规律。例如，肺属金，肾属水，而金生水，即肺金养肾水，肺主清肃，肾主藏精，肺气肃降有助于肾藏精、纳气、主水之功。以此类推，这种五脏相互滋生的关系，就可以用五行相生理论阐明。反之肝属木，肺属金，金克木，即肺金能制约肝木，如肺气清肃太过，可抑制肝阳的上亢。五脏间的相互制约关系同样可以用五行生克关系来说明。

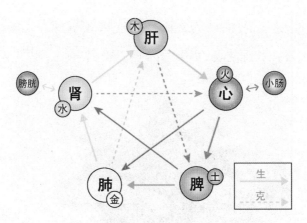

五行生克制化

【朗朗上口学中医】药性赋

吴茱萸疗心腹之冷气；灵砂定心脏之怔忡。盖夫散肾冷、助脾胃，须荜澄茄；疗心痛、破积聚，用蓬莪术。

【一日一味巧识中药】麦芽

本品为大麦的成熟果实经发芽而成，故名。

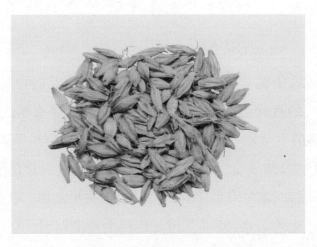

麦芽

【中医故事会】"青囊"由来

青囊原为古代医学家藏放书籍的布袋，以便于携带而远游。而唐代的刘禹锡有一首："案头开缥帙，肘后检青囊。唯有达生理，应无治老方"的诗，其中"肘后检青囊"的青囊就讲的是医书，但根据诗义，也可以说医术。可"青囊"的典故应该出于何处？其指的"肘后检青囊"，检的是那个"青囊"？它又是指什么？

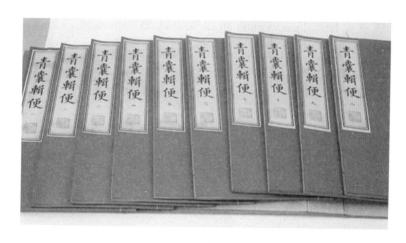

青囊辑便

"青囊"典故应和华佗的故事有关。

华佗"精于方药，兼通数经，晓养性之术"，一生不求名利，不慕富贵。以集中精力于医药的研究和实践上，他还不断把自己的行医用药的丰富经验，写成了医学著作。因华佗生前行医游走各地，所以为了携带方便，把自己的医学著作和生平所著的诊籍——医案，都藏以青色的布袋。因尚无给自己的著作起正名，所以把那些医学著作暂名为"青囊"，可惜那些珍贵的医籍并未见到遗传。

为什么？其有两种说法：其一，根据史记《后汉书·华佗传》张冀的补注中说道：吴押狱者，每以酒食供奉，佗感其恩，告曰："我死非命，有青囊未传，二子不能继业，修书与汝，可往取之。"吴至金城，取又藏之。佗如不免，大饮如醉而殂。吴弃役回家，向妻索书，妻曰："纵学得神术，终使毙于狱中，故我以囊烧毁也。"另有一说是华佗临死前，把在狱中整理好的医著交给牢头说："此可以活人"。没想到，这个牢头害怕，不敢接受，华佗只好忍痛，"索火烧之"。所以华佗的医学著作，就这样给遗失了。

由于后世医家，因以华佗的精湛医术，声名颇著，而"青囊"是他所书，也代表了他品行，因此青囊也成了医书和医术的代称了。但也有把青囊喻作为技术高超的中医代词，其大有"华佗再世"的味道。

第六章　藏象

第一节　脏腑的形体分类

五脏是指心、肺、脾、肝、肾。脏，古称藏。五脏的主要生理功能是生化和储藏精、气、血、津液和神，故又名五神脏。生理作用是化生和贮藏精气，生理特点是"藏而不泻""满而不能实"。由于精、气、神是人体生命活动的根本，所以五脏在人体生命中起着重要作用。

六腑，是胆、胃、小肠、大肠、膀胱、三焦的总称。它们的共同生理功能是"传化物"，其生理特点是"泻而不藏""实而不能满"，具有通降下行的特性。每一腑都必须适时排空其内容物，才能保持六腑通畅，功能协调，故有"六腑以通为用，以降为顺"之说。突出强调"通""降"二字，若通和降的太过与不及，均属于病态。

【朗朗上口学中医】药性赋

缩砂止吐泻安胎、化酒食之剂；附子疗虚寒反胃、壮元阳之方。白豆蔻治冷泻，疗痛止痛于乳香；红豆蔻止吐酸，消血杀虫于干漆。

【一日一味巧识中药】射干

"射干之形，茎梗疏长，正如射人长竿之状，得名由此尔"（《图经本草》）。本品因形状而得名。

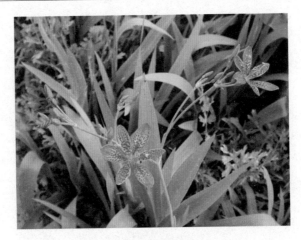

射干原植物

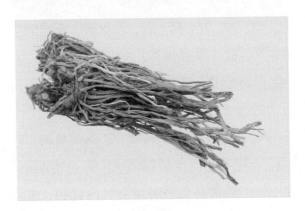

射干（药材）

第二节　五脏的生理功能

　　心主血脉，藏神，其华在面，在志为喜，在窍为舌，在五行属火，为阳脏而主阳气。心有行血和生血的作用，在输送营养物质的同时使血液不断地得到补充。心气与夏气相通应，也就是说心阳在夏季最为旺盛，功能最强。

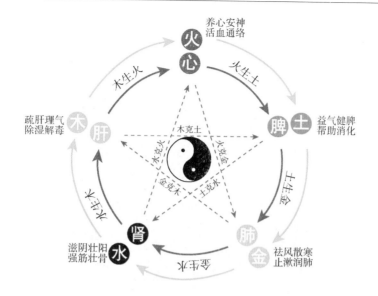

五脏与五行

肺主气，藏魄，其华在毛，在志为忧，在窍为鼻，在五行属金，为阳中之阴脏。主气司呼吸，助心行血，通调水道。在五脏六腑中，位居最高，为五脏之长。肺气与秋气相应，肺气在秋季最旺盛，秋季也多见肺的病变。

脾主运化、统血，其华在唇，在志为思，在窍为口，在五行属土，为阴中之至阴。脾输布水谷精微，为气血生化之源，人体脏腑百骸皆赖脾以濡养，故有后天之本之称。脾与四时之长夏相应。

肝主疏泄、藏血，其华在爪，在志为怒，在窍为目，在五行属木，为阴中之阳。喜条达而恶抑郁，体阴用阳。肝与四时之春相应。

肾主水液，主藏精，其华在发，在志为恐，在窍为耳及二阴，在五行属水，为阴中之阴。肾主纳气，为先天之本；在四时与冬季相应。

【朗朗上口学中医】药性赋

岂知鹿茸生精血，腰脊崩漏之均补；虎骨壮筋骨，寒湿毒风之并祛。檀香定霍乱，而心气之痛愈；鹿角秘精髓，而腰脊之痛除。

【一日一味巧识中药】白薇

"微，细也。其根细而白也"（《本草纲目》），本品因形状、颜色而得名。

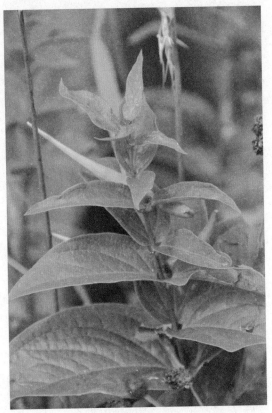

白薇原植物

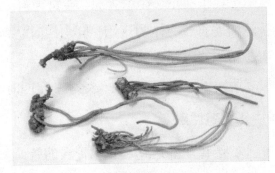

白薇（药材）

第三节　六腑的生理功能

胆居六腑之首，又隶属于奇恒之府，贮藏排泄胆汁。胆与肝相表里，胆为腑属阳木，肝为脏属阴木。胆气主升，为阳中之少阳，禀东方木德，属甲木，主少阳春升之气，故称胆气主升。胆主决断，在精神意识思维活动过程中，具有判断事物、做出决定的作用。

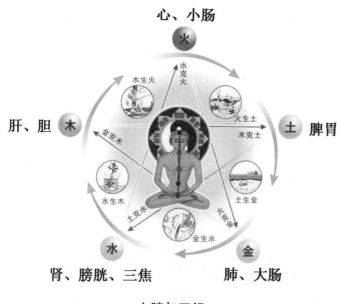

六腑与五行

胃是腹腔中容纳食物的器官，主受纳腐熟水谷，为水谷精微之仓、气血之海。胃与脾同居中土，但胃为燥土属阳，脾为湿土属阴。上连食管，下通小肠。胃与脾相表里，脾胃常合称为后天之本。

小肠居腹中，上与胃相通，下连大肠，主受盛化物和泌别清浊。与心相表里，属火属阳。小肠具升清降浊的生理特性，将水谷化为精微和糟粕,精微赖脾之升而输布全身,糟粕靠小肠之通降而下传入大肠。

大肠居腹中,其上口接小肠,其下端紧接肛门。主传化糟粕和吸收津液。大肠接受由小肠下移的饮食残渣,再吸收其中剩余的水分和养料,使之形成粪便,经肛门而排出体外,属整个消化过程的最后阶段,故有"传导之腑""传导之官"之称。

膀胱在脏腑中,居肾之下,居最下处,主贮存尿液及排泄尿液,与肾相表里,在五行属水,其阴阳属性为阳。尿液贮存于膀胱,通过肾的气化作用,使膀胱开合适度,则尿液可及时地从溺窍排出体外。

三焦,是脏象学说中的一个特有名称。三焦是上焦、中焦、下焦的合称,主升降诸气和通行水液。三焦关系到饮食水谷受纳、消化吸收与输布排泄的全部气化过程,为"五脏六腑之总司"。

【朗朗上口学中医】药性赋

消肿益血于米醋;下气散寒于紫苏。扁豆助脾,则酒有行药破结之用;麝香开窍,则葱为通中发汗之需。

【一日一味巧识中药】紫花地丁

因其花色紫,地下根如钉,故名。简称"地丁"。

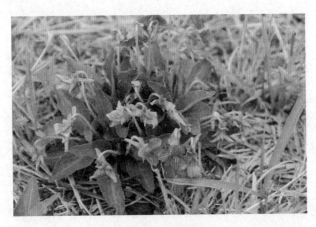

紫花地丁原植物

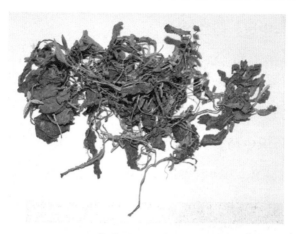

紫花地丁（药材）

第四节　奇恒之腑

奇恒之府是指脑、髓、骨、脉、胆、女子胞的总称。奇恒之腑似脏非脏，似腑非腑，其中除胆为六腑之外，其余的都没有表里配合，也没有五行的配属，但与奇经八脉有关。也就是其中的胆既属于六腑，又属于奇恒之府。脑、髓、骨、脉、胆、女子胞，地气之所生也，皆藏于阴而象于地，故藏而不泻，所以称作奇恒之府。

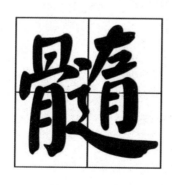

奇恒之府之髓

【朗朗上口学中医】药性赋

尝观五灵脂治崩漏，理血气之刺痛；麒麟竭止血出，疗金疮之伤折。鹿茸壮阳以助肾；当归补虚而养血。乌贼骨止带下，且除崩漏目翳；鹿角胶住血崩，能补虚羸劳绝。

【一日一味巧识中药】大青叶

本品药用其叶片，因"其茎叶皆深青，故名"（《本草纲目》）。

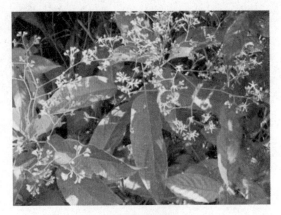

大青叶原植物

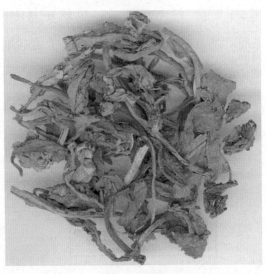

大青叶（药材）

第五节　脏腑之间的关系

　　脏为阴，腑属阳；脏为里，腑为表，一脏一腑，一表一里，一阴一阳，相互配合，脏与腑之间就形成了阴阳表里配合关系，这种表里关系，体现了相互之间在生理上的联系，也直接反映了相互之间在病理上的联系，脏病及腑，腑病及脏，脏腑同病。具体说来，心与小肠、肺与大肠、脾与胃、肝与胆、肾与膀胱等脏腑之间形成了一一对应的阴阳表里关系。

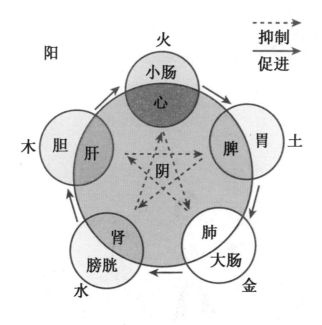

脏腑与五行

【朗朗上口学中医】药性赋

白花蛇治瘫痪，疗风痒之癣疹；乌梢蛇疗不仁，去疮疡之风热。

乌药有治冷气之理；禹余粮乃疗崩漏之因。

【一日一味巧识中药】芒硝

《本草纲目》云："此物见水即消，又能消化诸物，故谓之消。……煎炼入盆，凝结在下，粗朴者为朴硝，在上有芒者为芒硝"。芒硝为含硫酸钠的天然矿物经精制而成的结晶体。芒是指结于上而细芒如峰者，谓其形；硝，即消，言其功用。本品因形和功用命名。

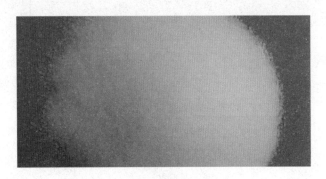

芒硝

【中医故事会】"儒医"的由来

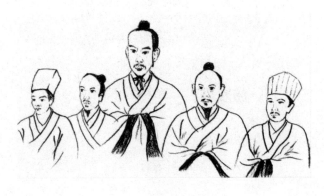

儒医

顾名思义，"儒医"一词与中国儒学有着千丝万缕的联系。在我国古代，儒家学说长期占据着思想界的主流地位，宋代名儒范仲淹的"不为良相，愿为良医"，大意是"若当不成宰相普济万民，可以当良医为人民消除痛苦、利泽苍生"。的确，中医药治病救人和儒学的治国平天下有很大的相似性。儒医成为人们对从医人员最高的称谓，这种情况也是在宋代表现得最为突出。宋代，朝廷设立了专门的医学教育机构，还按照等级划分任命医官，为很多儒生提供了入仕的另一种途径。宋代儒士学医的风气甚浓，医学著述颇丰。一些怀才不遇的儒士还通过借医之称来满足自己身心需求。因此，儒医也在很大程度上促进了中国传统医学的发展。

第七章　经络

第一节　经络

经络，是经和络的总称。经即经脉，是经络系统中纵行的贯通上下、沟通内外的主干。经脉大多循行于人体的深部，且有一定的循行部位。络即络脉，是经脉别出的分支，较经脉细小，犹如纵横交错，网络全身的网络。经脉、络脉及其连属部分通过有规律的循行和复杂的联络交会构成经络系统，把人体五脏六腑、肢体官窍及皮肉筋骨等组织紧密地联结成统一的有机整体，保证了人体正常的生命活动。

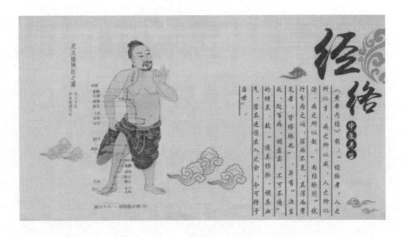

经络

【朗朗上口学中医】药性赋

巴豆利痰水，能破寒积；独活疗诸风，不论新久。山茱萸治头晕遗精之药；白石英医咳嗽吐脓之人。厚朴温胃而去呕胀，消痰亦验；肉桂行血而疗心痛，止汗如神。

【一日一味辨中药】藜芦

"黑色曰黎，其芦有黑皮裹之，故名"(《本草纲目》)，因色黑而得名。

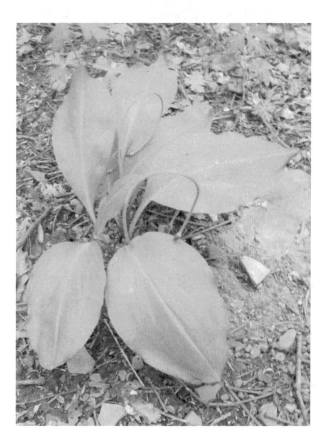

藜芦原植物

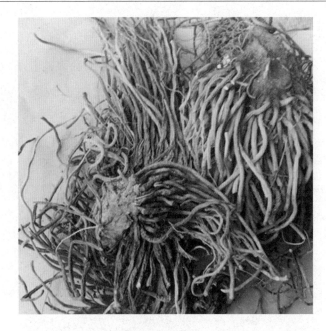

藜芦(药材)

第二节　经络系统的组成

经络系统是由经脉系统、络脉系统及其连属部分三部分构成的。经脉系统包括十二经脉、奇经八脉和十二经别构成。络脉系统由十五别络、孙络和浮络构成。连属部分包括十二经筋和十二皮部。

十二经脉又叫十二正经,可分为四组,每组三条经脉。手三阴经即手太阴肺经、手厥阴心包经、手少阴心经,手三阳经即手阳明大肠经、手少阳三焦经、手太阳小肠经,足三阴经即足太阴脾经、足厥阴肝经、足少阴肾经,足三阳经即足阳明胃经、足少阳胆经、足太阳膀胱经。

奇经八脉即督脉、任脉、冲脉、带脉、阴跷脉、阳跷脉、阴维脉、阳维脉,合称奇经八脉。

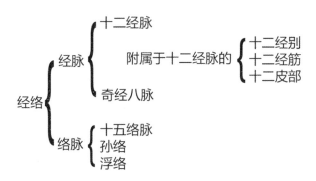

经络的组成

【朗朗上口学中医】药性赋

是则鲫鱼有温胃之功；代赭乃镇肝之剂。沉香下气补肾，定霍乱之心痛；橘皮开胃去痰，导壅滞之逆气。

【一日一味巧识中药】赤石脂

本品药用多水高岭石，因其色红，质地如脂，故名。

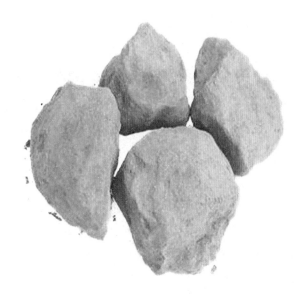

赤石脂

第三节　穴位

穴位，学名腧穴，是人们在长期的医疗实践中发现的人体经络线上特殊的点区部位。我们的祖先当身体发生疾病时，发现在病痛局部砭刺、叩击、按摩、针刺、火灸，可减轻或消除病痛。随着经验的积累，对腧穴的认识不断深化，认识到了腧穴与经络相联系，并逐渐形成成熟的知识体系。人体的腧穴大体上可归纳为十四经穴、奇穴、阿是穴三类。十四经穴是指具有固定的名称和位置，且归属于十二经和任脉、督脉的腧穴。十四经穴共有 361 个，是腧穴的主要部分。奇穴是指即有一定的名称，又有明确的位置，但未归入十四经穴系统的腧穴。阿是穴是指既无固定名称，亦无固定位置，而是以压痛点或其他反应点作为针灸施术部位的一类腧穴，又称"天应穴""不定穴""压痛点"等。阿是穴无一定数目。

腧穴的命名均有一定的含意，有的根据所在部位命名，有的根据治疗作用命名，有的利用自然界的天体地貌命名，有的根据动植物的名称命名，有的借助建筑物命名，有的根据腧穴部位或治疗作用命名。

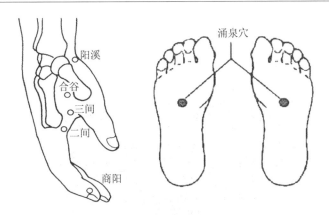

穴位举隅

【问题】以下腧穴名称是根据什么命名的？

①大椎；②睛明；③太溪；④伏兔；⑤印堂；⑥气海。

【朗朗上口学中医】药性赋

木香理乎气滞；半夏主于痰湿。苍术治目盲，燥脾去湿宜用；萝卜去膨胀，下气治面尤堪。

【一日一味巧识中药】覆盆子

本品药用其果实，"因此子形似覆盆，故名"（《本草便读》）。

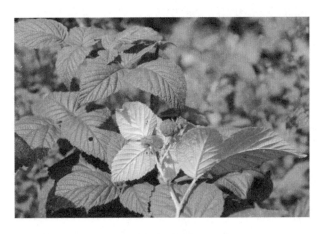

覆盆子原植物

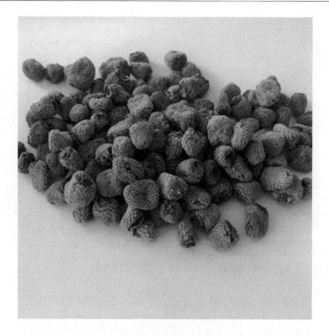

覆盆子(药材)

【中医故事会】华佗学医

华佗是古代三国时的神医，他料病如神，预知生死，治疗神奇，手到病除，但你知道他是怎么把医术学得那么好吗？

华佗小时候失去了父母，母亲因病而死。华佗发誓，长大以后一定要做个医生，治好百姓的病。于是，他踏上了学医的旅程。

华佗出了京城，听说某山上有一座庙，庙里有一位长老医术高明，他风餐露宿，跋山涉水，不管刮风下雨，还是不停止学医的征途。过了一个月左右，他终于到了，但由于过度劳累，精神突然放松所以就倒下了。

那位长老救了他并收他为徒。长老开始让华佗干些粗活，但华佗做什么事都全心全意，没有半点抱怨的话。后来，华佗发现，长老把自己医术的精华和心血都记录在几本题目叫《医案》的书上，之后他总是找准时机看上几眼。长老正在看那本书，华佗见了，急忙抢过小徒弟给长老的洗脚水，冲上了楼。他一边给长老洗脚，一边悄悄地看着《医案》，长老猜透了他的心思，于是说："华佗啊，你想看这本书就拿去吧！"华佗大喜过望，他顾不着给长老洗脚了，拿起书便冲下楼去。

经过一段时间的学习，华佗的医术大有长进，但他还是虚习求学。长老时不时也带他去看病。

一天，华佗在看《医案》。一个小徒弟跑过来了，他大声说道："华佗，师父生病了！"华佗急急忙忙地跑上楼，摸着师父的脉，华佗的脸逐渐从紧张到放松。原来，老师没生病，而是在试探他的医术呢！当华佗下去的时候，一看糟了，《医案》被蜡烛的火烧了半边了。他急得像热锅上的蚂蚁，在屋子里团团转，于是，他凭着自己的记忆重新写了《医案》。

第二天，师父说："华佗，那本书带来了吗？"华佗把自己抄得那本给了师父，他说："师父，这本不是原来的那本，这本是我凭记忆重新写的，原来那已被烛火烧了。"师父一看，微微一笑，说："华佗，你真过目不忘啊！"其实，原来的那本并没烧，是师父又在试探他呢！华佗长大后，为百姓治病，成了人人夸赞的"神医"。

第八章 气、血、津液

第一节 气

在中国传统哲学中认为气是构成世界万物的本原，是构成天地万物的最基本的元素。这种观点也被应用到了中医学中，认为气是构成人体的最基本物质，也是维持人体生命活动的最基本物质，气化后可生成血、津液、精等。人体的气，从其本源看，分为先天之精气、水谷之精气和自然界的清气。气的生成有赖于全身各脏腑组织的综合作用，同时气对于人体具有十分重要的多种生理功能，气具有激发和推动作用、温暖作用、防御作用、固摄作用、营养作用、气化作用。人体的气处于不断的运动之中，气的运动称为气机。运动是气的根本属性，人体是一个不断地发生着升降出入的气化作用的机体。

气的生成之气的来源

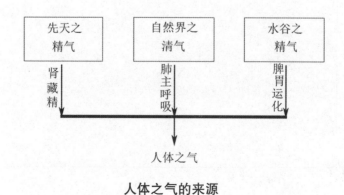

人体之气的来源

【朗朗上口学中医】药性赋

况夫钟乳粉补肺气，兼疗肺虚；青盐治腹痛，且滋肾水。山药而腰湿能医；阿胶而痢嗽皆止。

【一日一味巧识中药】五味子

本品药用其成熟的果实，"皮肉甘酸，核中辛苦，都有咸味，此则五味具也"（《新修本草》），因其酸、苦、甘、辛、咸五味具备而得名。

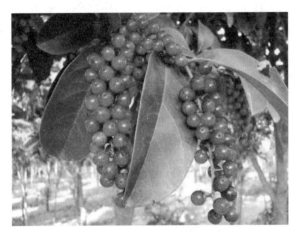

五味子原植物

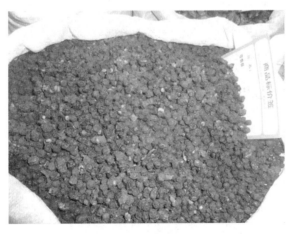

五味子（药材）

第二节　血

血，即血液，是构成人体和维持人体生命活动的红色的液态物质。从物质来源说，水谷精微和精髓则是血液生成的主要物质基础。血液的生理与心、肺、脾、肝、肾皆有密切关系，血主于心，藏于肝，统于脾，布于肺，根于肾，有规律地循行脉管之中。血具有营养滋润全身的作用，而血的濡养作用正常，则面色红润，肌肉丰满壮实，肌肤和毛发光滑等。当濡养作用减弱时，可见到面色不华或萎黄、肌肤干燥、肢体或肢端麻木、运动不灵活等临床表现，一旦造成血虚或运行失常，还可能出现不同程度的惊悸、失眠、多梦等神志方面的症状，甚者可能出现更为严重的昏迷、烦躁、恍惚、癫狂神志失常的症状。

【朗朗上口学中医】药性赋

赤石脂治精浊而止泄，兼补崩中；阳起石暖子宫以壮阳，更疗阴痿。诚以紫菀治嗽，防风祛风，苍耳子透脑止涕，威灵仙宣风通气。

【一日一味辨中药】浮小麦

本品药用小麦未成熟的颖果，因其干瘪轻浮，易浮于水面，故名。

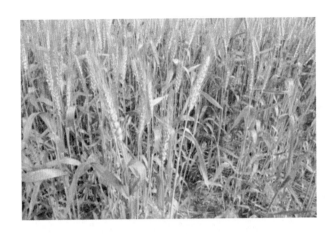

浮小麦原植物

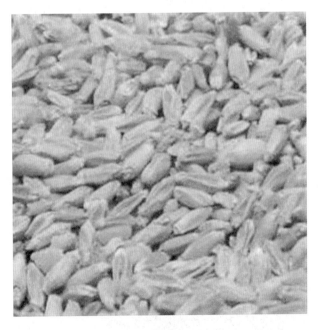

浮小麦(药材)

第三节 津液

津液泛指人体一切正常水液，包括各脏腑组织的正常体液和正常的分泌物，胃液、肠液、唾液、关节液及代谢产物中的尿、汗、泪等。在体内，除血液之外，其他所有正常的水液均属于津液范畴。津液来源于饮食，通过脾、胃、小肠和大肠消化吸收饮食中的水分和营养而生成的。津液广泛地存在于脏腑、形体、官窍等器官组织之内和组织之间，具有滋润濡养、化生血液、调节阴阳和排泄废物等作用。津液生成不足或大量丢失则伤津化燥，津液停聚则为湿，都是津液代谢的平衡被破坏的表现，需要适当干预。

【朗朗上口学中医】药性赋

细辛去头风，止嗽而疗齿痛；艾叶治崩漏、安胎而医痢红。

【一日一味巧识中药】女贞子

"此木凌冬青翠，有贞守之操，故以女贞状之"（《本草纲目》），本品药用其果实，故名。

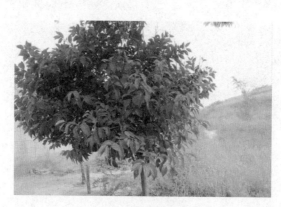

女贞子原植物

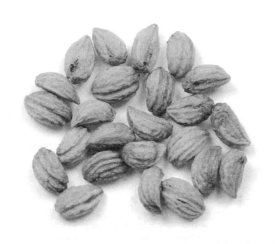

女贞子(药材)

第四节 气、血、津液之间的联系

气、血、津液均是构成人体和维持人体生命活动的基本物质，它们之间相互依存、相互制约、相互渗透、相互促进。气为血之帅，气为血帅包含着三方面的意义：气能生血，气能行血，气能摄血。血为气之母是血对气的作用，指气在生成和运行中始终离不开血。气对津液的作用表现为气能生津、行津、摄津三个方面。津液可化而为气，并且津液对气有载体和固摄作用。血与津液在运行输布过程中津可入血，血可成津，相辅相成，互相交会。

【朗朗上口学中医】药性赋

羌活明目祛风，除湿毒肿痛；白芷止崩治肿，疗痔瘘疮痈。

【一日一味巧识中药】墨旱莲

本品药用植物的地上部分，"此草柔茎，断之有墨汁出"，又因其

"细实颇如莲房状，故得莲名"（《本草纲目》）。因形状、颜色而得名。

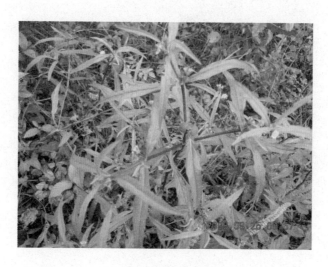

墨旱莲原植物

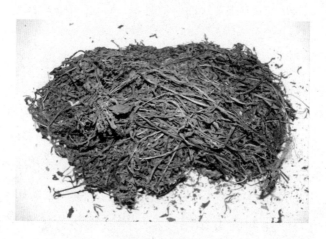

墨旱莲(药材)

【中医故事会】巧试药性

一次，李时珍发现一本书上说野苎麻叶可以治疗瘀血症。于是，他找了两杯生猪血来做实验。第一杯生猪血中放了野苎麻叶的粉末，另一杯则什么都没有放。过了一会儿，放了野苎麻叶粉末的生猪血没有凝固，而作为对照比较的那杯生猪血却很快凝固了，苎麻叶治疗瘀血的功效得到初步证实。

李时珍又深入思索：上面的实验只是证实野苎麻叶能够防凝，那么，对已经形成了的瘀血块。它又有什么作用呢？于是，他又把苎麻叶粉末和入刚刚凝固的血块中，血块竟慢慢地溶化成血水！这进一步证实苎麻叶还具有化瘀的作用。

这个药理学试验用今天的标准来衡量也是有一定水平的。

第九章　病因

中医病因学中，病因的概念，是指引起疾病的原因，又称为致病因素。引起疾病的原因很多，中医认为主要有六淫、疠气、七情、饮食、劳逸、外伤、寄生虫、药邪、医过、先天因素等。这些因素都可影响或破坏人体内部各脏腑组织之间，以及人体与外环境之间的相对平衡协调状态，产生疾病。

许多病因通过与自己的对立面相比较而确定，同一因素具有致病性和非致病性这样的双重性。如风、寒、暑、湿、燥、火对患者的机体属六淫致病因素，但对未病的机体则为自然界正常的气候，属六气。七情是人体对外界事物所做出的正常情感反应，并非病因。若在强烈、持久的精神刺激下，致机体气血紊乱，脏腑功能失调，产生了疾病，这时的情绪变化对患病机体来讲则为病因。其余饮食、劳逸致病或不致病与此相同，均体现了中医学的病因辨证观。

第一节　外感六淫与疾病

中医认为风、寒、暑、湿、燥、火是六种正常的自然界气候，是万物生长的条件，也是人生长的条件，本身无害。但是如果气候变化异常，风、寒、暑、湿、燥、火六气发生太过或不及也就是超出了正常的范围，或非其时而有其气（如冬季当凉而反热）时，人体的机体一旦不能适应的时候，就会导致疾病的发生。这是的六气被称作"六淫"。这种因外界六气变化使了人体的动态平衡被破坏从而引起外感病的致病因素被称为外邪。

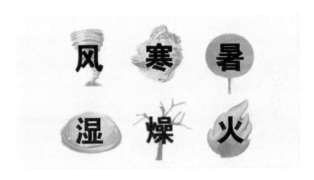

六淫

【朗朗上口学中医】药性赋

若乃红蓝花通经，治产后恶血之余；刘寄奴散血，疗烫火金疮之苦。

【一日一味辨中药】玉竹

原名"葳蕤"。因"其色白如玉，根节如竹也"（《医学真传》），故名"玉竹"。

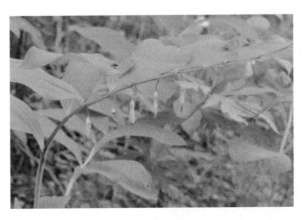

玉竹原植物

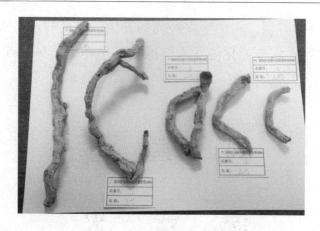

玉竹（药材）

第二节　内生五邪与疾病

通过前边我们知道了外感六淫属于外界致病因素，而脏腑阴阳气血津液失调所产生的内风、内寒、内湿、内燥、内热（火）等五种病理变化，被称为内生五邪。内生五邪类似于风、寒、湿、燥、火（热）外邪致病特征的病理状态，但是内生五邪是属于脏腑阴阳及气血津液失常所形成的综合性病机变化，而外感六淫是来自外界的致病因素。

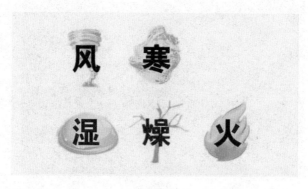

五邪

【朗朗上口学中医】药性赋

减风湿之痛则茵芋叶，疗折伤之症则骨碎补。藿香叶辟恶气而定霍乱，草果仁温脾胃而止呕吐。

【一日一味辨中药】续断

续断，又名和尚头，为川续断科多年生草本植物川续断的干燥根，因能"续折接骨"而得名。

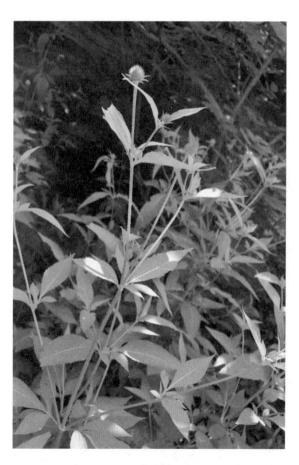

续断原植物

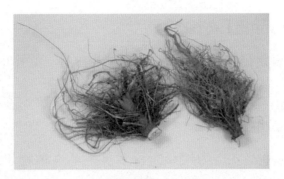

续断（药材）

第三节　疠气与疾病

疠气又称"疫毒""疫气""异气""戾气""毒气""乖戾之气"等，也一种致病因素，而且是具有强烈传染性的一种病邪。但是疠气不是气候变化导致的，也不以脏腑阴阳、气血津液失调为根本原因，而是一种人们难以察觉到的微小的物质经过口鼻等而致病，所以与外感六淫和内生五邪不同，由疠气所导致的具有剧烈流行性传染性的一类疾病通常被人们称作瘟疫。

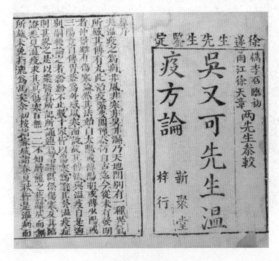

吴又可《温疫论》

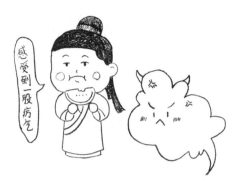

疠气

【朗朗上口学中医】药性赋

巴戟天治阴疝白浊，补肾尤滋；延胡索理气痛血凝，调经有助。尝闻款冬花润肺，去痰嗽以定喘；肉豆蔻温中，止霍乱而助脾。

【一日一味辨中药】甘草

本品因味甘而得名。

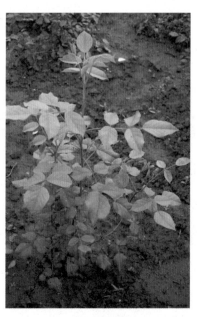

甘草原植物

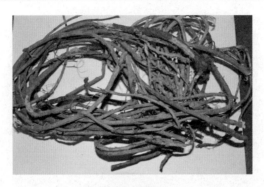

甘草(药材)

第四节　七情与疾病

七情指人的喜、怒、忧、思、悲、恐、惊等情感、情绪反应与认知活动。中医学认为情志活动与五脏关系密切，如：心主喜，过喜则伤心；肝主怒，过怒则伤肝；脾主思，过思则伤脾；肺主悲、忧，过悲过忧则伤肺；肾主惊、恐，过惊过恐则伤肾。若七情太过或持续不解，又可导致脏腑功能紊乱，气血阴阳亏虚或逆乱，中医称作"七情内伤"。七情内伤是造成内伤病的主要因素之一。

七情：喜怒忧思悲恐惊

喜伤心

怒伤肝

悲伤肺

忧思伤脾

惊恐伤肾

七情与五脏

【朗朗上口学中医】药性赋

抚芎走经络之痛；何首乌治疮疥之资。姜黄能下气、破恶血之积；防己宜消肿、去风湿之施。

【一日一味辨中药】西洋参

因产于大西洋沿岸的美国、加拿大，功似人参，故名。

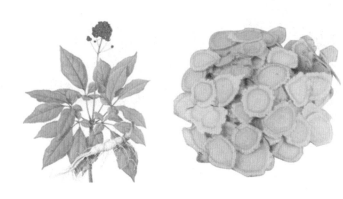

西洋参

第五节　劳逸与疾病

　　劳逸与疾病的关系包括过度劳累和过度安逸两个方面。过劳是指过度劳累，比如长时间的过度用力或者用脑，过逸是指过度安逸。过度安逸如不参加体育运动也不进行劳动锻炼，就会使人气血不畅，脾胃功能也会受到影响。所以人要保持身体健康需要正常的劳动和体育锻炼。

【朗朗上口学中医】药性赋

藁本除风，主妇人阴痛之用；仙茅益肾，扶元气虚弱之衰。

【一日一味巧识中药】僵蚕

本品为家蚕发病而致死的僵化虫体，故名。

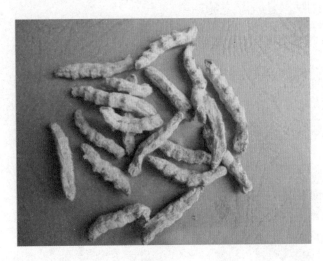

僵蚕

第六节　饮食与疾病的关系

正常饮食是维持人体生长、发育，完成各种生理功能的基本条件，但饮食失宜却是疾病发生的一个重要原因。饮食失宜包括饮食不洁、饥饱无度、饮食偏嗜等几种情况。饮食不洁会导致多种疾病，甚者可出现腹痛、吐泻，重者可出现昏迷或死亡。饥饱无度是指过饥或者过饱，过饥过饱都可以导致疾病发生。饮食偏嗜会导致膳食结构失衡或者阴阳失调而发生疾病。饮食失宜能导致疾病的发生，为内伤病的主要致病因素之一。

【朗朗上口学中医】药性赋

乃曰破故纸温肾，补精髓与劳伤；宣木瓜入肝，疗脚气并水肿。

【一日一味辨中药】人参

本品药用其根，因"根如人形，有神"（《本草纲目》），故名。

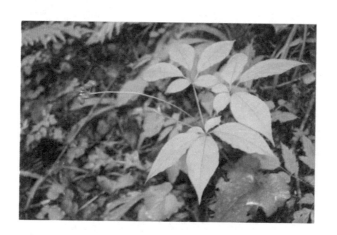

人参原植物

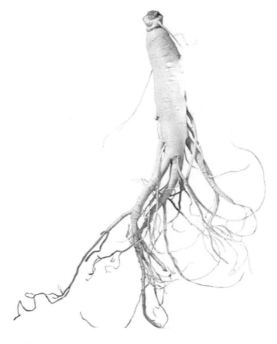

人参（药材）

【中医故事会】李时珍巧医顽疾

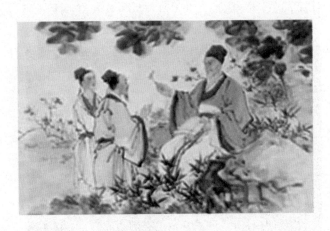

李时珍诊病

李时珍是明朝著名的神医，经常免费给穷人看病赠药。老百姓都很尊敬他，许多病人千里迢迢慕名而来，找他看病。

一天，李时珍出诊回家，刚到家门口，就看见一个衣衫破烂的中年男子躺在地上，不住呻吟，旁边坐着个面容憔悴的妇女。

"大嫂，你们怎么了？为什么在这里哭呢？有什么难处和我讲讲吧，说不定我能帮上你们的忙呢。"李时珍轻轻扶起了妇女，和蔼地问道。

"您是？"妇女迟疑地问。

"在下李时珍。"

"先生……"妇女抹着眼泪，"他这怪病得了好久了，不知看了多少大夫，吃了多少药，总不见好。都说您是神医，不知道您有没有法子。"

"您放心，只要能帮上忙，我一定尽力而为。来来来，先来家里坐，等我仔细看看你丈夫的病症。"李时珍搀起男人，想要领进家里。

"俺们没钱，为了给丈夫看病，家里的钱都花光了，不瞒您说，俺们是一路乞讨过来的。"妇女支吾着说。

"诊金的问题你不必担心，先进来再说。"李时珍眼睛里充满了关切。

妇女连连道谢："谢谢李大夫，谢谢李大夫！"

夫妇二人跟随李时珍进了李家，李时珍立刻叫徒弟拿来饭菜给夫妇二人充饥。

李时珍上下打量了男子一番，将手搭在男子脉搏上，拈着胡须暗暗沉吟："从面相和脉象来看，不像病势沉重之人啊，病根究竟在哪里呢？"他问道："大嫂，大哥的病什么时候患上的？有什么症状啊？"

"几年前，有一天，他从田里干活回来，在屋子里吃晚饭，房檐上一只小壁虎掉到汤碗里，他不小心喝了下去。后来听村里老人说壁虎有毒，他老觉得心口有块石头堵着，以后吃饭越来越少，慢慢连话也不能说了。"女人一边说，一边心疼地望着男人。

"哦，原来如此。"李时珍点点头。随即他心头一亮，笑着对妇女说："大嫂，你先和大哥休息一下，我去去就来。"

不一会儿，李时珍出来了，手里端着一碗热气腾腾的药汤，对妇女说："让大哥趁热把这碗药喝了吧。"

妇女小心翼翼接过药碗，把药汤送到丈夫口边，让他一口气把药喝掉。

过了半个时辰，男人突然脸色一变，呕吐起来。妇女大惊失色，李时珍叫徒弟拿来一只铺着黄土的大瓦盆，放在男人脚下，把呕吐物都接在瓦盆里。

呕吐过后，男人长长舒了口气，神清气爽，病好像一下子好了一大半。李时珍取出一根长长的银针，在瓦盆里摸索，突然，他从里面挑出了一只小壁虎！

"这就是当年你吞下去的那只壁虎，现在好了，取出来了，所有的病都好了！"李时珍哈哈大笑。

"好了？都好了？"男人一下子站了起来，居然开口说话了。他又惊又喜，拉着妻子一起跪倒在地，流下了激动的热泪："您真是神医，神医啊！大恩大德，俺俩永世不忘！"

"快快请起，快快请起！"李时珍搀起两人，将二人送出门外，目送二人远去。

李时珍刚想转身回家，一扭头，撞在徒弟身上："徒儿，你在这里发什么呆呢？"

"师傅，您是用什么药逼出那壁虎的呢？"徒弟一脸茫然。

"呵呵，徒儿，那个男人吃了壁虎之后根本没有得病。"

"没病？没病怎么会饭量减少，而且变成哑巴呢？"徒弟接着问。

"他是被吓病了，小壁虎成了他的心病。他一直感觉小壁虎在他肚子里，所以才整天担惊受怕，吃不下饭，慢慢地，连话也不会说了。"李时珍道。

"哦——但是那只壁虎是您亲自从瓦盆里找出来的啊，难道我看错了？"徒弟还是不明白。

"那只壁虎啊，是为师事先把它埋到黄土里的！哈哈！"李时珍爽朗地笑了。

"师傅，您这不是骗人吗？"徒弟望着李时珍，一脸严肃。

"哈哈，你没有听过'心病还要心药医'吗？下等的大夫治病，上等的大夫治心啊！"李时珍意味深长地说。

"下等的大夫治病，上等的大夫治心……师傅，我记住了。"徒弟若有所思。

第十章　中医的体质

第一节　中医的体质及影响因素

体质，是人体在先天遗传和后天获得的基础上所形成的功能和形态上相对稳定的固有特性。先天禀赋是人体体质形成的重要因素，但在很大程度上又取决于后天因素的影响。中医学认为，人体的体质既包括身体要素，又包括心理要素，并且两者高度统一。体质表现为功能、代谢及对外界刺激反应等方面的个体差异性，对某些疾病的易感性，以及疾病传变转归中的某种倾向性。人的体质特点或隐或现地体现于健康和疾病过程中。体质形成中的作用后天因素包括饮食营养、劳动和运动、性别、年龄、心理因素、生态和社会环境等因素。

【朗朗上口学中医】药性赋

杏仁润肺燥止嗽之剂；茴香治疝气肾痛之用。

【一日一味巧识中药】党参

本品"原出山西上党，而根形如参，故名"（《中药材品种论述》）。因产地、形状而得名。

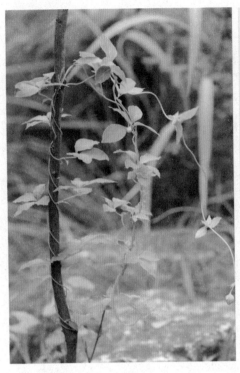
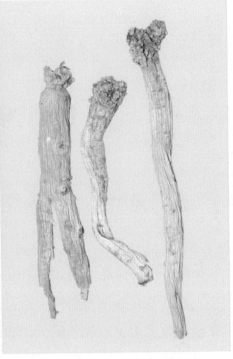

党参原植物   党参（药材）

第二节　体质的分类

在中医体质的分类上，主要是根据阴阳五行、脏腑、精气血津液等中医基本理论确定人群中不同个体的体质差异性。通常分为九类：

1. 平和质

平和质是正常的体质。

2. 气虚质

肌肉松软，声音低，易出汗，易累，易感冒。

3. 阳虚质

肌肉不健壮，常常感到手脚发凉，衣服比别人穿得多，夏天不喜欢吹空调，喜欢安静，性格多沉静、内向。

4. 阴虚质

体形多瘦长，不耐暑热，常感到眼睛干涩，口干咽燥，总想喝水，皮肤干燥，经常大便干结，容易失眠。

5. 血瘀质

皮肤较粗糙，眼睛里的红丝很多，牙龈易出血。

6. 痰湿质

体形肥胖，腹部肥满而松软。易出汗，且多黏腻。经常感觉脸上有一层油。

7. 湿热质

面部和鼻尖总是油光发亮，脸上易生粉刺，皮肤易瘙痒。常感到口苦、口臭，脾气较急躁。

8. 气郁质

体形偏瘦，常感到闷闷不乐、情绪低沉，常有胸闷，经常无缘无故地叹气，易失眠。

9. 特禀质

这是一类体质特殊的人群。其中过敏体质的人易对药物、食物、气味、花粉、季节过敏。

【朗朗上口学中医】药性赋

诃子生精止渴，兼疗滑泄之痾；秦艽攻风逐水，又除肢节之痛。

【一日一味巧识中药】钩藤

本品药用其茎枝，因"其茎间有刺"（《唐本草》），"其刺曲如钓钩，故名"（《本草纲目》）。因其形状而得名。

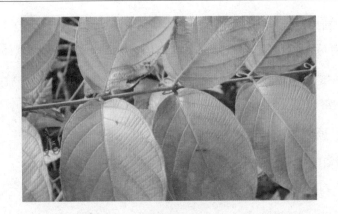

钩藤原植物

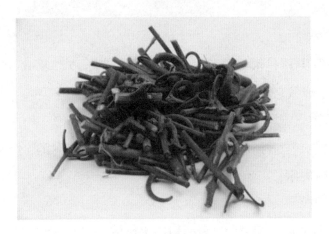

钩藤（药材）

第三节　体质的调节

　　体质是可以调整的。虽然体质成于先天，但是也受后天因素的影响。例如通过治疗促使机体阴阳、气血、津液的平衡。认识和重视不同体质之间的差异对于实施个体化诊疗意义重大。平和质在饮食上要有节制，搭配要合理。气虚质宜多食用具有益气健脾作用的食物。

阳虚质宜多食温阳食物，少食生冷寒凉食物。阴虚质宜多食甘凉滋润食物，少食性温燥烈食物。血瘀质宜少食肥肉等滋腻之品，多进行体育锻炼。痰湿质宜以清淡为主，坚持体育锻炼。湿热质饮食宜以清淡为主，可多食甘寒的食物，适当锻炼。气郁质宜多食行气、解郁、消食、醒神的食物，多参加群体运动。特禀质宜多食益气固表的食物，少食辛辣食物，注意居室通风，保持室内清洁。

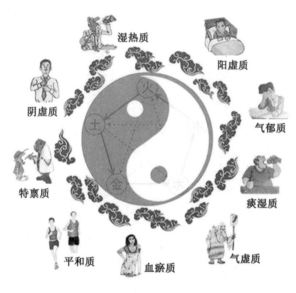

体质调节

【朗朗上口学中医】药性赋

槟榔豁痰而逐水，杀寸白虫；杜仲益肾而添精，去腰膝重。当知紫石英疗惊悸崩中之疾，橘核仁治腰痛疝气之瘕。

【一日一味巧识中药】牛黄

所谓"牛之黄，牛之病也"（《本草纲目》）。牛黄系指牛的胆囊、胆管或肝管中的结石，色金黄或棕黄。因牛属丑，为隐其名，又名

"丑宝"。

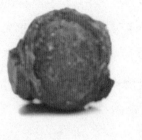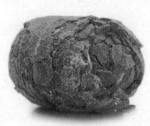

牛黄

【中医故事会】起死回生

有一次，扁鹊路过虢（音 guó）国，看见全国上下都在举行祈祷，一打听方知是虢太子死了。太子的侍从告诉他，虢太子清晨鸡鸣时突然死去。

扁鹊问："已经掩埋了吗？"

侍从回答说："还没有。他死了还不过半日哩！"

扁鹊请求进去看看，并说虢太子也许还有生还的希望。侍从睁大了眼睛，怀疑地说："先生，你该不是跟我开玩笑吧！我只听说上古时候的名医俞逾有起死回生的本领。若你能像他那样倒差不多。要不然，连小孩儿也不会相信的。"

扁鹊见侍从不信任自己，很是着急，须知救人要紧哪。他灵机一动，说："你要是不相信我的话，那么，你去看看太子，他的鼻翼一定还在扇动，他的大腿内侧一定还是温暖的"。

侍从半信半疑地将话告诉了国王。国王十分诧异，忙把扁鹊迎进宫中，痛哭流涕地说："久闻你医术高明，今日有幸相助。不然，我儿子的命就算完了"。

扁鹊一面安慰国王，一面让徒弟子阳磨制石针，针刺太子头顶的百会穴。一会儿，太子竟渐渐苏醒过来，扁鹊又让弟子子豹用药物灸病人的两胁，太子便能慢慢地坐起来！经过中药的进一步调理，二十来天就康复如初。

这事很快传遍各地，扁鹊走到哪里，哪里就有人说："他就是使死人复活的医生！"扁鹊听了，谦逊地笑着说："我哪里能使死人生还呢，太子患的是'尸厥'证，本来就没有死，我只不过是使他苏醒过来罢了。"

以后，人们常用"起死回生"这个词来形容医生的高超技艺。有些病家有时为了感谢医生，送上一块"扁鹊再世"的横匾，也是颂扬医生医技高超的意思。

第十一章　中医的传染病学——温病学

早在《内经》中就有"热者寒之""温者清之"的表述，奠定了温病学的发展基础。而发展到 1642 年前后，吴有性（吴又可）在《温疫论》提出"戾气"通过口鼻侵犯人体，使人感染瘟疫，指出传染病的主要传播途径是从"口鼻而入"。这使中医传染病学得到了初步的建立。温病辨证论治的纲领卫气营血辨证补充了传统的"六经辨证"或"八纲辨证"的内容，将"瘟疫"与其他热性病区别开来，为中医诊断学的发展做出了突出的贡献。温病学说，渊源于《内经》，孕育于《伤寒论》，产生于金元，成熟于明清。由于温病学提示了温病的本质，并有效地防治温病，在保障人民身体健康方面发挥了重要作用。

【朗朗上口学中医】药性赋

金樱子兮涩遗精；紫苏子兮下气涎。淡豆豉发伤寒之表；大小蓟除诸血之鲜。

【一日一味巧识中药】朱砂

本品为矿石类药物，因其颜色朱红而得名。

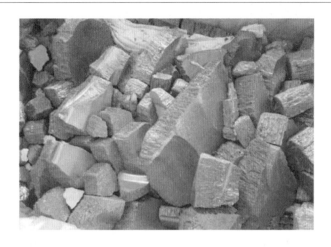

朱砂

【中医故事会】橘井泉香

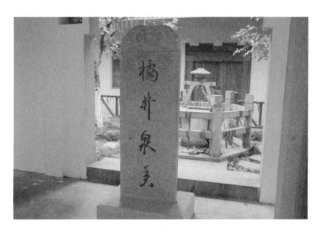

橘井泉香

"橘井"这个词汇起源于西汉年间的苏耽。相传当年湖南郴州瘴病横行、民不聊生，千村薜荔人遗矢，万户萧疏鬼唱歌。当时，家境贫寒的放牛娃苏耽看在眼里、急在心中，处处有心的他在跟随山里郎中采药过程中，发现橘树的树叶具有治疗肺、胃、肝病的功能，便开始用庭院中的井水将之煎熬，然后分文不取地施舍给当地的病人，不想竟然控制住了瘴疫，治好了不少患者，从此坊间乡亲均尊称他为"苏仙"，并因此声名远播。

据晋代葛洪《神仙传·苏仙公》记载，有一年苏耽外出学道，临行前对母亲说："明年天下疾疫，庭中井水，檐边橘树，可以代养。井水一升，橘叶一枚，可疗一人。"来年果有疾疫，远近悉求其母治疗，皆以得井水及橘叶而治愈。这个故事讲的是，苏耽离家前告诉母亲明年天下将要发生伤寒流行疫病，届时应用庭院中的井水煎煮屋檐旁的橘树的树叶，可以救急治病、祛除瘟疫。第二年郴州果然发生了瘟疫，十里八乡的百姓皆向苏母求治。苏母则按照苏耽的嘱咐，用井水煮橘叶救活了无数乡民。自此，"橘井泉香"这一佳话便流传下来，"橘井"就成了医药界的代名词。

"虎守杏林春日暖，龙蟠橘井泉水香"是我国传统医药史上赞颂高超艺术、高尚医德的著名典故，也是医师仁爱精神的象征。故民代文学大家王世贞曾为之作诗赞道："橘井汲后绿，杏林种时红。此橘复何忧？年年领春风。"

第十二章　中医的养生与治疗

第一节　中医养生

一般说来，养生就是为能够保养身体、减少疾病、增进健康、延年益寿所进行的活动。而基于中医特色理论的中医养生更是有自己的特色。中医重视天人合一，重视养神与养形相结合，重视情志对身体的影响。在此中医养生方式可以分为调神养生、吐纳养生、导引养生、食饵养生、保精养生、环境养生和四时养生。整体上看离不开三个方面：一是人要与自然相和谐，二是人和人之间要有和谐的人际关系，三是人要注意劳逸结合及良好的情绪。具体说来，需要根据四时的不同，适应气候变化，做到起居有时，饮食有度，劳逸结合。

《黄帝内经·四气调神大论》节选：

春三月，此谓发陈。天地俱生，万物以荣，夜卧早起，广步于庭，被发缓形，以使志生，生而勿杀，予而勿夺，赏而勿罚，此春气之应，养生之道也；逆之则伤肝，夏为寒变，奉长者少。

夏三月，此谓蕃秀。天地气交，万物华实，夜卧早起，无厌于日，使志勿怒，使华英成秀，使气得泄，若所爱在外，此夏气之应，养长之道也；逆之则伤心，秋为痎疟，奉收者少，冬至重病。

秋三月，此谓容平。天气以急，地气以明，早卧早起，与鸡俱兴，使志安宁，以缓秋刑，收敛神气，使秋气平，无外其志，使肺气清，此秋气之应，养收之道也；逆之则伤肺，冬为飧泄，奉藏者少。

冬三月，此谓闭藏。水冰地坼，勿扰乎阳，早卧晚起，必待日光，使志若伏若匿，若有私意，若已有得，去寒就温，无泄皮肤，使气亟夺。此冬气之应，养藏之道也；逆之则伤肾，春为痿厥，奉生者少。

【朗朗上口学中医】药性赋

益智安神，治小便之频数；麻仁润肺，利六腑之燥坚。抑又闻补虚弱、排疮脓，莫若黄芪；强腰脚、壮筋骨，无如狗脊。

【一日一味辨中药】酸枣仁

本品药用其果实，因果肉味酸而得名。

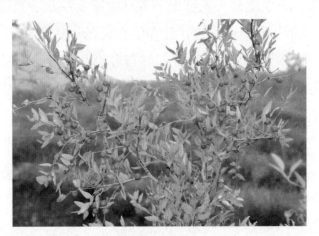

酸枣仁原植物

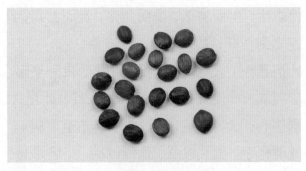

酸枣仁（药材）

第二节 中医的治疗法则

中医的治疗法则是在整体观念和辨证论治理论指导下，以四诊（望、闻、问、切）为依据，在对疾病进行全面的分析、综合与判断的基础上制订出来具有规律性的治疗方法。中医治病求本，并在此基础上分为扶正祛邪（包括扶正和祛邪两个方面）、标本先后（分为缓则治本、急则治标和标本同治）、正治与反治、调整阴阳、调和气血、调整脏腑等，同时还注意到了因时、因地、因人制宜。

反治举例：热因热用，即用热性药物治疗具有假热症状的病证之法。适用于真寒假热证，即阴寒内盛，格阳于外，形成里真寒外假热的证候。治疗时针对疾病的本质，用热性药物治其真寒，真寒一去，假热也就随之消失了。这种方法对其假象来说就是以热治热的"热因热用"。

【朗朗上口学中医】药性赋

菟丝子补肾以明目；马蔺花治疝而有益。以硇砂而去积；用龙齿以安魂。

【一日一味辨中药】磁石

磁石又名"慈石"，俗称"吸铁石"。本品药用矿石，具有吸铁功能。磁石吸铁，如慈母之招子，故名。

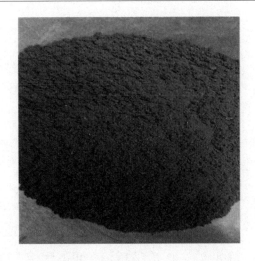

磁石

【中医故事会】对症下药

在东汉时期，有一次，府吏倪寻和李延两人都患头痛发热，一同去请华佗诊治。

华佗经过仔细地望色、诊脉，开出两个不同的处方，交给病人取药回家煎服。两位病人一看处方，给倪寻开的是泻药，而给李延开的是解表发散药。他们想：我俩患的是同一症状，为什么开的药方却不同呢，是不是华佗弄错了？于是，他们向华佗请教。

华佗解释道：倪寻的病是由于饮食过多引起的，病在内部，应当服泻药，将积滞泻去，病就会好；李延的病是受凉感冒引起的，病在外部，应当吃解表药，风寒之邪随汗而去，头痛也就好了。

两人听了十分信服。便回家将药熬好服下，果然很快都痊愈了。

中医强调辨证治疗，症状相似，但引起疾病的原因不同，故治疗方法也不一样。这就是"同病异治"的具体应用。

第十三章　中药使用注意事项

第一节　中药的煎煮

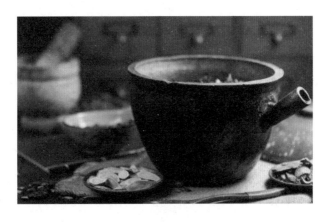

煎药

　　煎药用水可用清净而无杂质的自来水、河水、井水及纯净水。选择煎药器时主要考虑材质的稳定性，煎煮过程中不会与药物成分发生化学反应，砂锅、搪瓷锅、不锈钢锅和玻璃煎器都可以。但应避免使用铁锅、铜锅等。加水量的多少主要取决于中药材质地，因为质地不同吸水量也不同。相同重量，质地疏松其体积就大，吸水量自然就多。质地坚实其体积就小，吸水量就少。比如，煎煮花、叶、全草类药物，加水量就要多一些。煎煮矿物类、贝壳类药物，加水量就少一些。另外煎药时要需要注意几个问题：

1. 煎药前的浸泡　通过加水浸泡可使药材变软，组织细胞膨胀后恢复其天然状态，煎药时易于有效成分浸出。

2. 煎煮次数　以多次煎煮比一次长时间煎煮的效果好，一般煎药的次数以两次为宜。

3. 煎药的温度　煎药的温度，中医称之为"火候"一般习惯上称为"文火"或"武火"。所谓文火，就是弱火，所谓武火，就是强火。一般是在未沸腾前用武火，至煮沸后再改用文火。

4. 煎煮时间　主要根据药物和疾病的性质，以及药物的情况而定。一般对第一煎以沸腾开始计算需要 20～30 分钟，第二煎 30～40 分钟。治疗感冒类药物，第一煎 10～15 分钟，第二煎 15～20 分钟。滋补类药物，第一煎 30～40 分钟，第二煎 40～50 分钟。

5. 留取药液量　药液量一般指一剂药经 2 次煎煮合并后的药液量。成人取 400～600 mL，每日分 2 次服用。儿童取 200～300 mL，每日分 2～3 服用。

【朗朗上口学中医】药性赋

青皮快膈除膨胀，且利脾胃；芡实益精治白浊，兼补真元。

【一日一味辨中药】远志

"所谓远志者，以肾藏志，远志能宣泄肾邪，邪着则志不定，邪去而志自远大也"（《本草便读》）。"此草服之能益智强志，故有远志之称"（《本草纲目》）。因功用而得名。

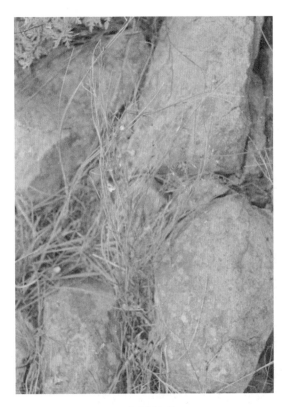

远志原植物

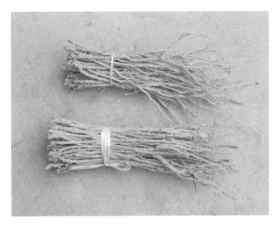

远志（药材）

第二节　中药煎煮中的特殊情况

在煎煮中药时，有时候会根据患者的病情和药物的性质，对其中的某一味或几味中药进行特殊处理，一般这一味或几味中药在处方中会带注脚。主要有以下几种情况：

1. 先煎药

一般是一些矿物、贝壳、角甲类药物，因其质地坚硬有效成分不易煎出，一般要先煎 30~40 分钟，再与其他药物混合后煎煮，常见的有生石膏。另有毒性药物先煎，久煎可达到减毒或去毒的目的，如乌头类药物。

2. 后下药

一般是气味芳香含挥发油或不易长时间煎煮的药物，要在药物煎好前 10~15 分钟投入锅内，如钩藤、砂仁。

3. 包煎药

一般是种子和个别的花粉药物，用纱布袋装好放入群药内共煎煮，如车前子易黏锅糊化、焦化，所以需包煎。

4. 溶化服

用热药液将药物溶化后服用，如玄明粉。

5. 烊化服

主要是一些胶类药物，用热药液烊化后服用。如果混煎会使药液黏性大，影响其他成分的浸出，药效也有一定的损失，如鹿角胶、阿胶。

6. 另煎兑入

一些贵重药要单独煎煮后，再将药液兑入一起服用，如人参。

7. 冲服

一些贵重的药物细粉不能与群药一起煎煮，多采用冲服的方法服用，即将药粉溶于药液中服。这样既有利于发挥药物的作用还又可节省药材，如三七粉。

【朗朗上口学中医】药性赋

原夫木贼草去目翳，崩漏亦医；花蕊石治金疮，血行则却。

【一日一味巧识中药】血余炭

本品系人发煅制而成。因发乃血之余，故名。

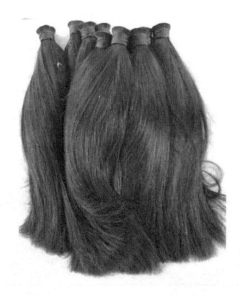

人发

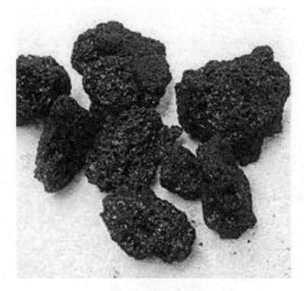

血余炭

第三节　中药的服用

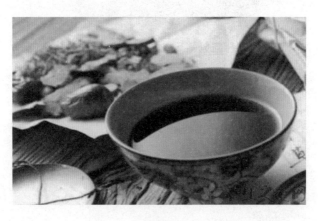

汤药

中药的服法，涉及汤、丸、散、膏、露、酒等多种。但由于"汤"剂,在临床应用上最为广泛,这一节着重介绍"汤"的服药法:一般说来,服用中药汤剂,每天 1 剂。每剂药物煎二次,每次煎成药汁 250 ~ 300mL,将二次煎的药汁混合后分次服用,在药液温而不凉的时候饮服。服药时间一日 2 次,上、下午或早晚服用,但还需要根据具体情况而定,如有些需要饭前服用,有些需要饭后服用。以上是一般的原则,具体还是需要依据医嘱灵活处理。

【朗朗上口学中医】药性赋

决明和肝气,治眼之剂;天麻主头眩,祛风之药。甘草和诸药而解百毒,盖以性平;石斛平胃气而补肾虚,更医脚弱。

【一日一味巧识中药】冰片

本品为龙脑香树脂的加工品,"以白莹如冰,及作梅花片者良"(《本草纲目》),故名,又名"梅花冰片",简称"梅片"。

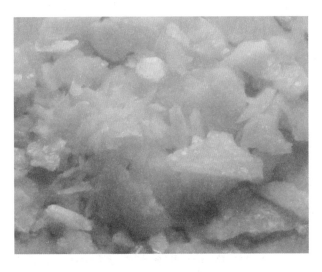

冰片

第四节　为什么中医治病需要忌口

　　俗话说："吃药不忌口，坏了大夫手"。历来中医治病对忌口十分重视，《内经》《伤寒论》《金匮要略》等医籍中多有提及。这是因为中药在药性上分为四气五味，寒、热、温、凉四气，辛、甘、酸、苦、咸五味。一般说来，寒性、凉性的药物具有清热泻火的作用；温性、热性的药物具有温里散寒的作用。辛有发散、行气、行血的作用，甘有补益、和中的作用，酸有收敛、固涩的作用，苦有燥湿、泻降的作用，咸有软坚、泻下的作用。而中医又有药食同源的说法，即食品的性味和药品的性味，就治病来说，作用是相同的。例如食品中的如羊肉、辣椒、生姜等，性属温热，这对外感发热而正服用石膏、知母等寒凉药的患者，就应禁食。

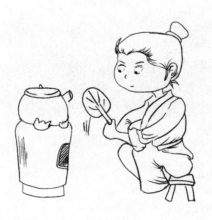

喝药有忌口

有关忌口的内容很多，一般说来需注意以下几方面。

1. 忌生冷

生冷食物性多寒凉，食用后难以消化，而且会刺激肠胃影响胃肠对药物的吸收。

2. 忌发物

此类食物均为动风生痰助火之品，在很大程度上可以说有促进疾病恶化之意。

3. 忌辛辣

热性辛辣食物性多温热，耗气动火，因此在服用清热解毒、养阴增液、凉血滋阴等中药的情况下应该尽量避免这类食物，或者痈疡疮毒治疗期间也应该尽量避免食用辛辣的食物。

4. 忌油腻

油腻食物性多黏腻，并且还有助湿生痰、滑肠滞气的特点。食用后会与药物混合并且阻碍胃肠对药物有效成分的吸收，降低疗效。

5. 忌腥膻

一般中药均有芳香气味，特别是芳香化湿、芳香理气药，含有大量的挥发油，赖以发挥治疗作用，这类芳香物质与腥膻气味最不相容。在服用中药期间必须忌食腥膻之物。

6. 忌萝卜

由于萝卜有消食、破气等功效，所以在此期间不能吃萝卜，尤其是在服用人参、黄芪等滋补类中药时。

7. 忌浓茶

因为浓茶里含的鞣酸多，与中药同时服用会发生化学反应，产生沉淀，会影响人体对中药中有效成分的吸收，降低疗效。

【朗朗上口学中医】药性赋

观乎商陆治肿，覆盆益精。琥珀安神而散血；朱砂镇心而有灵。

【一日一味巧识中药】枇杷叶

本品药用其叶片，以"其叶形似琵琶，故名"(《本草衍义》)。主要根据其叶的形状而得名。

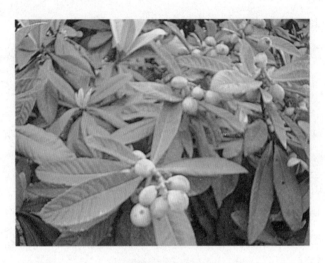

枇杷叶原植物

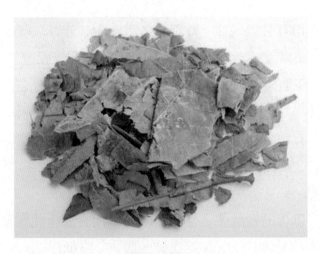

枇杷叶（药材）

【中医故事会】钱乙自治

《宋史·方技》记载，北宋大医学家、"儿科之圣"钱乙，医术高超，但性情倔强。中年之后，他得了怪病，久治不愈。但还是坚持按自己的意念来治疗。后来病情加剧，他叹息着说："这种病就是'周痹'啊，如果侵入内脏，就会死人的。我大概是要死了吧。"不久他又说："我可以把病转移到手脚上去。"于是自己制作药剂，日夜饮用。他的左手和左脚便突然间蜷曲不能伸展了。他高兴地说："可以了！"他的亲朋好友到东山去采到了比斗还大的茯苓，他就按医方上的方法服用，直到把它吃完。这样他虽然半边手足偏废不能用，但却骨节坚强和健康人一样。后来他以有病为理由，辞官回家，再也没有出过门。

钱乙处方用药时并不拘泥于某一师某一门。他什么书都读，对于古人的医疗方法也不拘泥、固执。他治病就像带兵打仗一样，经常安全地越过险要地带，故意暂时放纵敌人然后一举全歼，但结果又与医理吻合。他特别精通"本草"等书，分辨其中失误和遗缺的地方。有人找到奇怪罕见的药物，拿去问他，他总能说出该药的生长过程、形貌特点、名称和形状方面与其他药的区别。把他说的拿回去与书对照，都能吻合。

晚年，他的瘫痪症状有所加剧，他知道自己治不好了，便把亲戚们找来告别，换好了衣服等待着死亡的来临，就这样去世了。他活了82岁。